DES DIATHÈSES

ET

DES CACHEXIES

PAR

VICTOR-TIMOTHÉE FELTZ,

DOCTEUR EN MÉDECINE,

Chef des Cliniques de la Faculté de médecine, ancien interne des Hôpitaux de Strasbourg,
Lauréat de l'Université en 1855 et en 1859,
Prix de thèse 1860, secrétaire de la Société de médecine de Strasbourg.

STRASBOURG,
TYPOGRAPHIE DE G. SILBERMANN.
1865.

DES

DIATHÈSES ET DES CACHEXIES

PAR

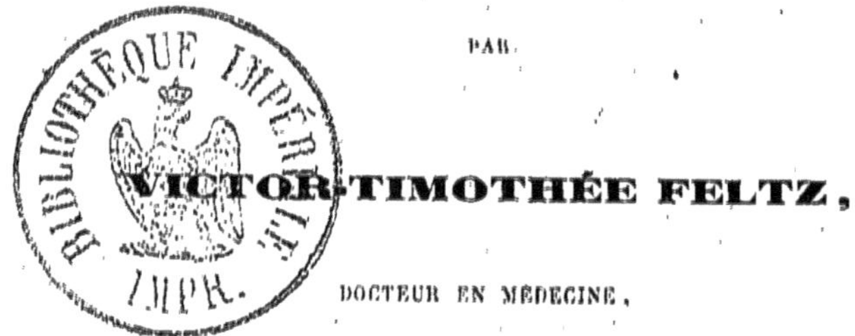

VICTOR-TIMOTHÉE FELTZ,

DOCTEUR EN MÉDECINE,

Chef des Cliniques de la Faculté de médecine, ancien interne des Hôpitaux de Strasbourg,
Lauréat de l'Université en 1855 et en 1859,
Prix de thèse 1860, secrétaire de la Société de médecine de Strasbourg.

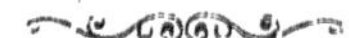

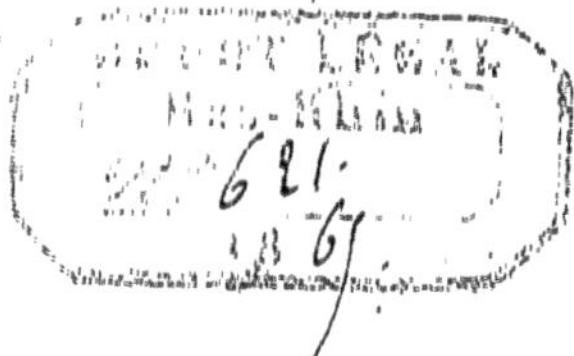

STRASBOURG,

TYPOGRAPHIE DE G. SILBERMANN, PLACE SAINT-THOMAS, 3.

1865.

A MES MAITRES DE STRASBOURG.

Leur élève reconnaissant.

V. T. FELTZ.

INTRODUCTION.

En médecine, comme ailleurs, le sens de certaines expressions, sous peine de déchéance, a varié avec les progrès du temps. Les mots de *diathèse* et de *cachexie* sont dans ce cas. Il ne nous sera pas difficile, en faisant leur historique, de montrer que le sens qui s'y rattache a suivi la bonne ou la mauvaise fortune des doctrines médicales régnantes. En associant ces deux termes extrêmes de la pathologie générale, le jury du concours n'aurait-il pas voulu s'assurer s'ils doivent conserver encore leur vieille signification? Le moment n'est-il pas venu, en effet, de faire une telle revue, après les rapides changements que ces vingt dernières années ont vus s'accomplir dans la science médicale? On a tout à gagner à ces vérifications temporaires du langage de la médecine, sorte de monnaie courante, qui, pour satisfaire aux besoins de l'époque, doit porter telle ou telle empreinte. Déjà notre science n'a-t-elle pas prodigieusement gagné en clarté, en rendant un sens conforme aux faits à des expressions telles que celles de *dyspnée*, d'*asthme*, de *palpitations*, d'*albuminurie*, de *diabète* etc.? Tel est l'esprit qui nous a dirigé dans la confection et la rédaction de notre travail : rechercher s'il ne serait pas possible, au lieu de formules banales et vides de sens sous lesquelles on définit les diathèses et les cachexies, rechercher, dis-je, s'il ne serait pas possible, par une analyse exacte, d'asseoir définitivement le sens de ces mots sur les données progressives de l'histologie moderne. Cette nouvelle science, il faut en convenir, si l'on en juge par les écrits de ses plus fervents adeptes, est peu favorable à ces vieilleries d'un langage suranné. Nous n'avons pas cru cependant devoir prendre un parti aussi radical. Les vieux mots, selon nous, rhabillés par la science moderne, offrent le précieux avantage de relier, sous un signe court et précis, le passé et le présent, et de faciliter les mutations obligées de la langue médicale. En nous engageant dans cette voie, nous n'avons pas eu la prétention, sans doute, de lever toutes les difficultés d'un tel cahos, ni de donner un sens précis et définitif à tout ce que le passé a compris jusqu'à nous sous les mots de *diathèse* et de *cachexie;* nous nous conformerons sous ce point de vue aux données de la science même qui nous sert de base, en nous arrêtant où elle s'arrêtera, en enregistrant le progrès où nous le trouverons, sobre d'ailleurs de toute hypothèse et de toute théorie. Si des tentatives nouvelles et hasardées peuvent avoir quelque mérite, c'est à la condition obligée qu'elles s'appuient de nos jours sur les bases certaines de l'histologie et de la physiologie pathologique moderne.

DES

DIATHÈSES ET DES CACHEXIES.

« Par la seule marche naturelle de son évolution, la médecine abandonne peu à peu la région des systèmes pour revêtir de plus en plus la forme analytique, et rentrer ainsi graduellement dans la méthode d'investigation commune aux sciences expérimentales. »

(Cl. Bernard, *Méd. expérim.*, p. 6, édit. 1865.)

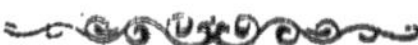

PREMIÈRE PARTIE.

CHAPITRE PREMIER.

De par les termes du sujet donné par le jury du concours, nous diviserons notre thèse d'agrégation en deux parties : dans la première, nous étudierons les diathèses; dans la seconde, les cachexies et les rapports qui, dans la pathologie générale, unissent très-souvent ces deux facteurs.

De tout temps, le mot de *diathèse* était employé en médecine; mais la signification de ce mot n'a pas toujours été la même; elle a varié avec les différentes doctrines générales et philosophiques qui ont, à tour de rôle, dominé la science médicale. En nous plaçant au point de vue des définitions qui ont eu successivement cours dans les Écoles, nous pouvons très-facilement diviser la série des temps en plusieurs époques bien distinctes, qui répondent, du reste, aux grandes phases de la philosophie médicale. D'après les progrès de la science moderne, nous nous verrons, pour notre compte, dans la nécessité d'interpréter le mot de *diathèse* d'une façon différente de celle de nos devanciers.

§ 1er.

Le mot de *diathèse* venant de *διάθεσις*, de *διατίθημι* ou de *διακεῖσθαι* n'a, par son étymologie, d'autre signification que celle de disposition, disposition du corps tout aussi bien à l'état de santé que pendant la maladie : telle est l'acception du mot dans l'esprit d'Aristote, qui l'employa le premier dans sa Métaphysique. Pour Aristote, l'état de santé, l'état de maladie étaient donc des diathèses. « La santé, comme le fait re-
« marquer Grisolle (thèse de concours 1851), était une diathèse,
« un état, une disposition où les fonctions s'exécutaient selon la
« nature ; la maladie était une diathèse, un état, une disposi-
« tion du corps contre nature, par suite de laquelle les fonctions
« étaient lésées. »

La définition d'Aristote nous donne l'explication de la façon de parler des médecins grecs, ses successeurs immédiats, qui appellent *diathèse*, tantôt les lésions, tantôt les complications, tantôt les symptômes, sans cesser d'être conséquents avec le maître, ses principes et ses doctrines. Aristote, en effet, en créant ce mot de *diathèse*, voulut fixer les idées sur l'état des corps, à quelque moment qu'on les observe, et partant, donner pour base à tout raisonnement un fait positif, constaté par les sens. Recueillir par expérience, observer avec les sens les faits tels qu'ils sont, et non tels qu'on les désire : telle était la règle de ce grand philosophe de l'antiquité. Si les successeurs d'Aristote avaient toujours conservé ses traditions, nous ne serions pas aujourd'hui en présence de tant de difficultés.

§ 2.

Galien commence déjà à s'écarter de la règle d'Aristote, en donnant au mot de *diathèse* le sens d'équilibre, soit à l'état normal, soit à l'état anormal. Nous pourrons facilement nous en assurer par la citation suivante des livres galéniques (*De symptomatum differentiis*, chap. Ier, édit. de Kuehn, t. VII, p. 42 et suiv.) : « toute diathèse du corps s'écartant de l'état « naturel est ou une maladie, ou une cause, ou un symptôme « de maladie; c'est ce que quelques médecins ont appelé un « *produit*. Tout ce qui existe, sain, ou malade, ou neutre, est « dans une certaine disposition. L'affection diffère de la diathèse « ou disposition par le mouvement; ce qui a produit le mouve- « ment ayant cessé son action, le changement opéré, ce qui en « reste, est une diathèse du lieu affecté, en sorte que l'affection « est produite par le changer et le mouvoir, tandis que la dia- « thèse est ce qui reste fixe et permanent. » Il résulte de ce passage de Galien que, pour lui le premier caractère de toute diathèse était la fixité; ce n'était plus, comme pour Aristote, une disposition quelconque de l'organisme, mais un état, une disposition fixe de cet organisme, antérieur ou consécutif à toute affection morbide. Ne trouverons-nous pas dès ce moment la raison d'être de la confusion établie plus tard par nombre de médecins, entre la diathèse et la cachexie, deux états dont l'un précède et dont l'autre suit la maladie? Nous pourrions également faire remonter jusqu'à Galien, la fâcheuse synonymie que nous verrons s'établir entre les expressions de diathèse et de prédisposition.

§ 3.

Les doctrines que nous venons de voir poindre à l'horizon, ne tardèrent pas à envahir les Écoles; le mot *diathèse* cessa d'être appliqué aux dispositions de l'organisme à l'état normal, pour n'être plus qu'un mot de pathologie, servant tantôt à désigner l'altération des humeurs, tantôt celles des principes chimiques, tantôt celles des solides, tantôt enfin celles des principes vitaux. Nous trouvons successivement, dans la science, les mots *diathèses des humeurs, diathèses des solides, diathèses sthéniques et asthéniques*. Les auteurs qui se sont successivement servis de ces expressions sont Paracelse, Van Helmont et Brown.

§ 4.

Avec Joseph Franck (*Introduction à l'étude de la médecine*), le mot de *diathèse* devient synonyme de conditions morbides, de prédisposition; Pariset et Villeneuve marchent dans la même voie et définissent la diathèse un état de l'économie, en vertu duquel on contracte certaines maladies préférablement à d'autres; telles sont les diathèses inflammatoire, rhumatismale, carcinomateuse, vénérienne. Piorry est l'auteur de notre époque qui poussa le plus loin l'opinion de Franck, en ne faisant, pour ainsi dire, nulle différence entre la prédisposition et la diathèse. Il y a toutefois, dans la théorie de Franck, une idée que nous retrouverons à chaque pas dans l'histoire des diathèses, à savoir celle de la généralisation des maladies nées sous certaines conditions morbides, lesquelles conditions morbides impriment aux maladies un caractère spécial toujours reconnaissable, malgré la diversité et la multiplicité des autres symptômes. C'est donc depuis Franck seulement, que les maladies diathésiques sont signalées dans la science avec leur vrai caractère.

§ 5.

L'École de Montpellier eut de tout temps le mot de *diathèse* en grande vénération, elle en fit la caractéristique de toute affection générale ; elle exagéra donc outre mesure l'idée de Franck. D'après les doctrines de Montpellier, il n'y a, pour ainsi dire, que des maladies diathésiques, le cadre des maladies locales disparaît: tout est maladie constitutionnelle. Alquié ne range-t-il pas, « parmi les affections diathésiques, toutes celles dont les « symptômes se reproduisant à des époques plus ou moins rap- « prochées, sont séparées néanmoins par des intervalles libres « de toute perturbation morbide, et ne confond-il pas de la sorte « la fièvre intermittente et le cancer, la syphilis et les névroses ?» La définition de Franck ne forme pas seulement la base de la doctrine de l'École de Montpellier, mais elle sert encore de fondement à la manière de voir de Broussais. L'auteur de la doctrine physiologique rejeta bien loin derrière lui les opinions de Montpellier, il ne voulut reconnaître de maladies générales d'aucune espèce, néanmoins il conserva le mot de *diathèse*. Il proposa de désigner par cette expression la disposition des organes à être affectés de maladies quelconques, et il admit, en conséquence, des diathèses pulmonaire, cérébrale, gastrique, utérine etc. C'était confondre la diathèse avec la prédisposition, qui doit en être distinguée.

§ 6.

La doctrine de la prédisposition, par rapport à la diathèse, a fait l'objet de nombreux travaux. Nous citerons particulièrement ceux de Monneret, 1838, et de Nonat, deux thèses d'agrégation. M. Monneret, en effet, appelle *prédisposition* une modification survenue dans l'organisme par l'action plus ou moins prolongée d'une certain nombre de causes que l'on appelle prédisposantes, modification qui prépare et précède le développement de la maladie. Il faut, pour que celle-ci éclate, l'intervention d'une autre cause appelée occasionnelle. Entre la cause occasionelle et la prédisposition, la différence est donc facile à saisir. Nonat a voulu séparer la prédisposition de la diathèse, en disant : « que la prédisposition exige, pour manifester ses effets, « un concours d'autres causes dites *occasionnelles;* la diathèse, « au contraire, et c'est un caractère important à signaler, indé- « pendamment de toute cause occasionnelle, développe ses effets « à des époques différentes de la vie : une fois que la diathèse « existe dans l'organisme, qu'elle qu'ait été son origine, qu'elle « nous ait été transmise par la voie de l'hérédité, ou qu'elle soit « le résultat de causes vitales qui viennent agir sur nous et mo- « difier notre organisme, qu'importe, elle est presque tou- « jours suivie du développement des maladies qui leur corres- « pondent. » Les données de M. Nonat ont été vivement discutées car rarement la prédisposition est manifeste, et souvent la maladie éclate sans cause appréciable, donc la maladie devrait toujours être en ce cas une maladie diathésique.

§ 7.

Avec Roche et Chomel la diathèse change encore de caractères; ces auteurs ne laissent pas de porte ouverte à la prédisposition ni aux conditions morbides.

Roche (*Path. méd. chir.*, I, p. 11) reconnaît dans la diathèse une cause inconnue, inhérente à l'organisme même de certains individus, qui fait qu'une maladie qui n'occupait d'abord qu'un tissu, se répète bientôt dans d'autres organes. Plus explicite encore, Chomel (*Pathologie générale*, 3e édition, p. 90) définit la diathèse une disposition en vertu de laquelle, plusieurs organes ou plusieurs points de l'économie sont, à la fois ou successivement, le siége d'affections spontanées dans leur développement et identiques dans leur nature, lors même qu'elles se présentent sous des formes diverses. Les définitions que nous trouvons dans les auteurs, depuis la définition de Chomel, sont à peu près calquées sur la sienne, témoin celles du *Compendium*, de Requin, de Hardy, de Béhier, de Nonat; de Delioux de Savignac (Grisolle, id.).

Grisolle, dans sa thèse de concours, se demande cependant si la diathèse n'est qu'une disposition. « Ne serait-elle pas, dit-« il (p. 8), un état plus ou moins voisin de la maladie, et ne de-« vrait-on pas, à l'exemple de Hildenbrand, l'appeler plutôt cons-« titution morbide? C'est ce que nous serions porté à admettre; « mais la démonstration du fait est impossible, attendu qu'on ne « peut affirmer l'existence de la diathèse qu'autant qu'elle se ré-« vèle à nous par des manifestations extérieures. Cette impos-« sibilité explique pourquoi tant de bons esprits ont confondu « et confondent encore la diathèse et la prédisposition, ou du « moins, pourquoi, tout en admettant en quelque sorte instinc-« tivement une ligne de démarcation, ils ne mettent pourtant « aucune différence très-visible, ni très-marquée entre l'une et « l'autre. » Malgré les réserves excellentes que M. Grisolle vient de faire, nous le voyons néanmoins, deux pages plus loin, revenir à l'idée de Franck dans la définition qu'il donne, quand il dit : « La diathèse est caractérisée par la manifestation exté-« rieure, sur plusieurs organes ou plusieurs points de l'écono-« mie, de troubles, de lésions ou de productions morbides « identiques, développées sous l'influence d'une cause interne, « d'une constitution morbide propre à l'individu. »

Pour être aussi complet que possible, je dois citer encore M. Piorry quand il cherche à établir des diathèses d'ordres différents. Il admet, en effet, deux classes de diathèses. Dans la première, on rangerait celles qui consistent dans une exagération de certains tissus normaux; dans la seconde, seraient les diathèses qui se traduisent par des changements de texture ou par la formation de produits nouveaux. Cette espèce de classification tend à la spécialisation des diathèses au point de vue de la vitalité indépendante des organes.

§ 8.

Il résulte de tout ce que nous venons de dire, que les diathèses ont été envisagées d'une manière très-différente aux diverses époques de la science. En effet, les uns n'en ont donné qu'une idée fort vague, les autres les ont accomodées à leur systèmes, et leur ont accordé une extension abusive ou une acception tout à fait arbitraire. Ainsi, pour Brown et Rasori, deux diathèses opposées résumaient toute la pathologie. Broussais avait proposé de désigner par ce mot de *diathèse* la disposition des organes à être affectés de maladies quelconques, et il avait, en conséquence, admis des diathèses pulmonaire, cérébrale, gastrique, utérine etc... Bordeu, de son côté, confondait la diathèse avec la cachexie. L'École de Montpellier a étudié les diathèses avec une prédilection particulière: elle les a parfaitement différenciées des prédispositions, mais elle en a exagéré l'idée, en considérant comme telles toutes les affections ou maladies dites *générales*. On voit donc que le mot de *diathèse* a servi à désigner, tantôt des causes spéciales, tantôt certaines formes de symptômes, tantôt enfin des maladies elle-mêmes. De toutes ces opinions, la plus connue est celle qui envisage la diathèse au point de vue de l'étiologie, qui la considère comme une disposition de l'organisme, en vertu de laquelle une lésion tend à se produire et à récidiver sur un ou plusieurs points de l'organisme, avec des caractères analogues, variables parfois, mais toujours de nature identique (Delioux de Savignac).

Si nous voulons, en quelques mots, donner le résultat de toutes ces recherches sur les diathèses, nous dirons donc, que primitivement la diathèse était une disposition du corps aussi bien en état de santé qu'en état de maladie; que plus tard, on en fit une disposition de l'économie pour contracter plutôt certaines maladies que certaines autres, donc une espèce de prédiposition; que plus tard encore, en essaya de faire des diathèses des dispositions spéciales d'organes, d'appareils, en vertu desquelles ces mêmes organes, ces mêmes appareils étaient plus souvent le siége de maladies.

§ 9.

Avec un pareil langage il n'était certes pas facile de se comprendre, nous l'avons surabondamment demontré par notre historique; aujourd'hui, à plus forte raison, en sera-t-il ainsi, aujourd'hui, que l'on a décomposé tout l'organisme en territoires cellulaires, aujourd'hui que l'on a démontré qu'il n'y a que la cellule qui vive, que tout dans l'organisme gravite autour de ces unités vivantes, qui elles-mêmes échappent à notre investigation, quand nous voulons faire autre chose que d'étudier leurs mutations. Le problème de ces mutations nous est absolument inconnu, car derrière elles nous trouvons la vie, et la vie ne nous sera jamais connue autrement que par ses manifestations; absolument comme l'électricité en elle-même restera toujours une énigme pour le physicien, comme l'affinité dans son essence ne sera jamais connue du chimiste. Aller plus loin qu'étudier les résultats des lois de la vie, ce serait tomber dans le mysticisme scientifique; nous devons nous borner à rechercher les effets de la vie, à les comparer entre eux, pour pouvoir, si faire se peut, saisir les lois qui la régissent. Si nous pouvions atteindre ce but, nous serions tout aussi avancés que les physiciens et les chimistes, qui, grâce aux lois qu'ils connaissent, ont rendu la nature tributaire de leur science.

Au lieu de continuer à discuter sur la nature intime des diathèses, comme on l'a fait avec si peu de profit jusqu'à nous, nous allons essayer de nous faire, touchant les diathèses, une idée en rapport avec les faits et l'état actuel de la science. Au lieu de tenir à une définition qui s'adresse à l'ensemble de l'économie, au lieu de dire disposition du corps ou de l'économie, ne ferions-nous pas mieux de nous servir d'un langage plus en rapport avec les recherches analytiques de notre époque? Le mot de *diathèse*, comme bien d'autres encore employés en pathologie, doit suivre le torrent des idées nouvelles. En nous plaçant à ce point de vue ou dans cet ordre d'idées, nous dirons donc que la diathèse ne peut pas être seulement définie par les mots de *disposition du corps ou de l'économie*, mais par ceux de *disposition spéciale des tissus de l'organisme*, tant que le mouvement de la science nous le permet.

Nous diviserons donc les diathèses :

1° En diathèses ou dispositions spéciales des tissus (liquides et solides) ;

2° En diathèses de l'organisme, que nous distinguerons en diathèses ou dispositions spéciales des appareils, et en diathèses ou dispositions inconnues.

Quant au caractère des diathèses des tissus (il est bien entendu que ce mot doit être compris dans le sens de l'histologie moderne), il peut être hypertrophique ou atrophique. J'admets donc qu'il n'existe que deux diathèses de tissus, une atrophique et une autre hypertrophique. Dans l'atrophie, nous trouvons toutes les mutations qui peuvent frapper l'élément cellulaire, depuis sa naissance jusqu'à des périodes variées de son évolution, sans cependant que cet élément soit jamais arrivé à son maximum de développement.

Dans l'hypertrophie numérique, il y a augmentation du nombre des éléments, sans altération sensible de la forme de l'élément.

Dans l'hypertrophie trophique, il y a augmentation de volume de l'élément dans son ensemble et dans toutes les parties qui entrent dans sa composition, témoin les noyaux et nucléoles qui peuvent augmenter de volume.

Tableau général des diathèses ainsi comprises.

Diathèses certæ sedis.	1° Diathèses ou dispositions spéciales du sang.	Hypertrophique . . .	Polyhémie.
			Leucémie.
		Atrophique	Chloroanémie.
			Mélanémie.
	2° Diathèses du tissu connectif.	Hypertrophie numérique.	Inflammation.
			Suppuration.
			Tumeurs.
		Hypertrophie trophique.	Cancers.
		Atrophie	Tubercules.
			Scrofules.
	3° Diathèses du tissu épithélial.	Hypertrophie numérique.	Végétations.
			Inflammations.
			Herpétides.
		Hypertrophie trophique.	Cancers épithéliaux.
		Atrophique	Tubercules.
			Scrofules.
	4° Diathèses du tissu osseux. (cellules de la moëlle).	Hypertrophie numérique.	Rachitisme.
			Ostéomalacie.
			Cancer.
		Atrophique	Tubercule.
			Scrofule.

Diathèses certæ sedis.	5° Diathèses du tissu cartilagineux.	Hypertrophie numérique et trophique. . . .	Enchondrômes.
		Atrophique	Enchondrômes.
	6° Diathèses des cellules lymphatiques	Hypertrophie numérique.	Cancer.
		Atrophique	Tubercule.
	7° Diathèses des cellules graisseuses	Hypertrophie numérique.	Polyarsie.
		Trophique	Lipômes.
	8° Diathèses du tissu glandulaire.	Hypertrophique . . .	Adénomes, hétéradémie.
		Atrophique	Fonte glandulaire.
	9° Diathèses du tissu musculaire.	Atrophique	Dégénérescence muscul. progressive.
Diathèses incertæ sedis.	1° Diathèses chimiques.		Urique. Phosphatique.
	2° Diathèses inconnues.		Rhumatismale. Névralgie. Hémophilie. Varices. Anévrysmes. Tumeurs érectiles. Virulente. Parasitaire.

CHAPITRE II.

LES DIATHÈSES DU SANG SONT, COMME L'INDIQUE NOTRE TABLEAU, HYPERTROPHIQUES OU ATROPHIQUES.

Sang.

§ 1er. *Diathèses ou dispositions hypertrophiques.*

1° *Pléthore.* La pléthore est une diathèse hypertrophique du sang. Andral et Vierordt ont démontré l'augmentation en nombre des globules rouges. Delafond, 1855 (*Traité de pathologie générale comparée*), a cherché à faire prévaloir qu'outre l'hypertrophie numérique, il y a une hypertrophie trophique, c'est-à-dire une augmentation de volume des globules rouges. Ajoutons toutefois, que les recherches d'Owen Ress sont, sous ce rapport, précisément inverses. Depuis Andral et Gavarret, on est disposé à ne considérer dans la pléthore que l'augmentation du nombre des globules, et à ne plus admettre l'augmentation de la masse totale du sang. Les analyses chimiques du sang de Carl Schmidt, portant sur les globules, le plasma et le sérum; semblent cependant démontrer qu'il peut y avoir aussi augmentation des principes constituants, ce qui indiquerait une plus grande vitalité des cellules du sang, et permettrait de conserver au mot *pléthore* son ancienne acception, qui, du reste, est conforme aux études cliniques.

La pléthore ou polyhémie prédispose aux congestions et aux hémorrhagies céphaliques, pulmonaires. On évitera de confondre la diathèse pléthorique avec les affections du cœur qui déterminent des stases veineuses.

2° *Leucémie*. La leucémie est encore une diathèse hypertrophique du sang. Ici l'augmentation numérique porte sur les globules blancs : le nombre de globules blancs, qui est à l'état normal de 1 sur 350, peut arriver jusqu'à moitié de celui des globules rouges. Moleschott, Virchow, et avant eux Donné, l'ont démontré. Il est aujourd'hui parfaitement établi que la leucémie n'est pas dépendante de la cachexie purulente, qu'elle tient uniquement à une augmentation numérique des globules blancs. La leucohémie est-elle liée à l'altération des organes hématopoétiques, comme on l'a cru pendant longtemps? J'ai démontré, l'année dernière, que les faits ne permettent pas d'aller aussi loin, et que, jusqu'à présent, on doit, dans certains cas, admettre une prolifération des cellules blanches du sang (voy. mon *Mémoire sur la leucémie*).

La pléthore blanche prédispose aux hémorrhagies, aux hydropisies, aux engouements des viscères internes.

§ 2. *Diathèses ou dispositions atrophiques du sang.*

1° *Anémie.* L'anémie ou diathèse atrophique du sang résulte principalement de la diminution de la quantité normale des globules rouges du sang; il paraît, d'après Owen Ress, qu'il peut même y avoir atrophie de ces derniers globules. Je n'ai pas à m'occuper ici des anémies symptomatiques. L'anémie globulaire est constatée au microscope d'après les procédés de Vierordt et de Moleschott. On peut aussi la caractériser chimiquement, témoin les travaux d'Andral et Gavarret, de Becquerel et Rodier, de Schmidt, qui ont démontré qu'il y a à peu près dans le sang 450 à 500 parties de globules sur 1000 de sang. L'exploration à l'œil nu démontre qu'il est moins coloré, plus séreux que dans l'état normal, et que son écoulement par les voies naturelles ou artificielles est quelquefois presque incoërcible (Andral, Poiseulle et Spallanzani).

L'anémie prédispose aux accidents nerveux, névralgiques de tout genre.

L'hydrémie n'est jamais primitive, au moins les promoteurs de cette prétendue diathèse, Beau et Bouillaud, ne l'ont jamais démontré.

2° *Mélanémie.* La mélanémie est encore une diathèse atrophique du sang; elle est caractérisée par la présence d'une foule de granulations noires, rouges ou jaunes dans le sang. Brigth, Haspel, Stewadson, Virchow, Frerichs et Meckel se sont occupés de cette question. Pour les uns, le pigment résulte de la destruction des globules dans tout le corps; pour les autres, ce n'est que dans la rate que les pigments se forment aux dépens des globules rouges. Ils procèdent manifestement de l'hématine. La mélanémie ne peut pas être contestée, ni l'aglobulie correspondante. Il n'y a de doute que sur la manière et le lieu de production.

La mélanémie prédispose à différentes affections emboliques. Ce que nous venons de dire des infarctus pigmentaires nous dispense de nous occuper de la diathèse gangréneuse, qui se trouve définitivement ruinée par la doctrine victorieuse de l'embolie et des thromboses.

Tissu connectif.

§ 1er. *Diathèses ou dispositions hypertrophiques.*

La seule partie vivante du tissu conjonctif est la cellule plasmatique. C'est de cette dernière que procèdent toutes les diathèses du tissu conjonctif. M. Morel fait très-justement remarquer que la variété et la richesse des productions anormales de ce tissu sont en raison de l'abondance des cellules plasmatiques; là où il y en a le plus, on observe le plus de lésions.

1° *Inflammation et tumeurs.* L'inflammation est une diathèse avec hypertrophie numérique des éléments plasmatiques; ceux-ci prolifèrent, créent des cellules fusiformes qui s'accolent bout à bout, s'allongent et finissent par devenir fibres. Le tissu conjonctif parcourt ici toutes les phases de son évolution. Inutile de dire qu'il peut s'arrêter en route. Un autre mode de terminaison de l'atrophie numérique est alors la suppuration; enfin les cellules plasmatiques en voie de prolifération prennent telle ou telle direction dans leurs mutations, et finissent par constituer les facteurs des tumeurs les plus variées.

2° *Cancer.* L'hypertrophie trophique est caractérisée par une augmentation considérable des éléments avec conservation des formes rondes ou ovales. Les noyaux subissent une augmentation proportionnelle à celle de la cellule; il en est de même des nucléoles. Ces cellules hypertrophiées ont été autrefois décrites par Lebert sous le nom de *cellules-mères cancéreuses.*

Les tumeurs qui présentent ce type d'éléments, rentrent dans les cancers et principalement dans les cancers dits *fibro-plastiques ;* j'en pourrais citer nombre d'exemples.

§ 2. *Diathèses atrophiques du tissu connectif.*

1° *Tubercule.* Cette diathèse est caractérisée par une prolifération luxuriante de certaines cellules plasmatiques qui, par leur accumulation, donnent lieu au tubercule gris transparent; puis vient l'accroissement périphérique des nodules par l'adjonction de nouvelles cellules plasmatiques en voie de prolifération. A ce premier temps du développement succède bientôt l'infiltration graisseuse atteignant le tissu avant son évolution.

2° *Scrofule.* Dans la scrofule, la diathèse est la même, avec cette différence que l'atrophie frappe la cellule en voie de prolifération et d'évolution, avant même que les éléments nouveaux aient pris type. Dans la tuberculose, en effet, les éléments nouveaux ont le temps de prendre type. L'avortement, si je puis me servir de cette expression, arrive plus vite dans le second que dans le premier cas (voir mon *Mémoire sur les phthisies*).

Tissu épithélial.

§ 1er. *Diathèses hypertrophiques.*

1° *Inflammation.* L'augmentation numérique avec prolifération endogène caractérise l'inflammation des épithéliums, les végétations et les herpétides ; il n'y a de différence dans ces différents états que sous le rapport de l'énergie de la prolifération et du lieu où elle se passe ; les caractères grossiers sont en effet différents, si on les considère sur les muqueuses ou sur la peau.

2° *Cancers épithéliaux.* Dans la diathèse trophique des épithéliums, on est en présence de changements que subissent les cellules quant à leur volume, leur forme et leur contenu. Suivant ces modifications cellulaires, les productions morbides qui en résultent présentent plus ou moins de gravité et plus ou moins de tendance à la récidivité. Le dépôt de granulations pigmentaires dans leur intérieur donne lieu à ce qu'on a décrit sous le nom de *mélanose* ou de *cancers mélaniques.*

§ 2. *Diathèses ou dispositions atrophiques.*

Tubercule. Dans cette diathèse, les élements épithéliaux, surtout ceux des muqueuses, subissent une évolution particulière caractérisée par la prolifération, la dégénérescence graisseuse et l'atrophie. J'ai démontré cette dispositon dans mon opuscule sur les phthisies épithéliales. Dans la scrofule, les modifications ou métamorphoses régressives, les atrophies en un mot, se traduisent par un dessèchement ou momification de la cellule, ou bien par l'infiltration graisseuse et la fonte inévitable de cet élément. Ici cependant se soulève la question de la protopathie et de la deutéropathie; il semble, en effet, que dans la scrofule, les atrophies épithéliales sont consécutives à la disparition du tissu conjonctif qui leur sert de substratum. Plusieurs observations microscopiques nous confirment dans cette manière de voir.

Tissu osseux.

§ 1er. *Diathèses hypertrophiques.*

Par tissu osseux j'entends les parties suivantes: cellules médullaires, périostiques ou plasmatiques, et cellules osseuses.

1° *Rachitisme.* Cette diathèse a pour caractères fondamentaux une prolifération de la moelle osseuse avec passage à l'état de moelle fœtale, une ossification incomplète des couches profondes du périoste et des cartilages terminaux des os de l'enfant. C'est une disposition anormale du développement de l'os plutôt qu'un état morbide.

2° *Ostéomalacie.* L'ostéomalacie se distingue par une prolifération de la substance médullaire de l'os, du reste bien conformé. Sous l'influence de cette tuméfaction interne, il y a élargissement des cavités, des canaux et canalicules par usure, donc amincissement progressif, et finalement friabilité extraordinaire des parois qui circonscrivent la substance médullaire. Par suite de la prolifération de la moelle, celle-ci change toujours de caractère et se transforme en moelle rouge, c'est-à-dire que les cellules deviennent multinucléaires. Cette forme de cellule est normale dans la moelle rouge; disons aussi que cette cellule multinucléaire est la caractéristique de nombre de cancers, soit des os, soit d'autres parties de l'organisme. Autrefois cette cellule a été considérée comme spécifique, ce ne sont que les travaux histologiques contemporains qui ont fait cesser ce malentendu, dans lequel Lebert lui-même ne persiste plus

§ 2. *Diathèses ou dispositions atrophiques.*

Tubercule. Scrofule. Ici la moelle, après sa face proliférente ou luxuriante, s'atrophie dans ses éléments, plus ou moins rapidement, suivant le mode de mutation que nous avons indiqué en parlant des diathèses du tissu conjonctif. Les éléments du périoste peuvent subir parallèlement ou isolément les mêmes modifications que la moelle et, partant, déterminer consécutivement les lésoins connues sous les noms de *carie et de nécrose*, caractérisées elles-mêmes, soit par l'atrophie, soit par la suppuration des cellules osseuses.

Tissu cartilagineux.

§ 1er. *Diathèses ou dispositions hypertrophiques.*

Enchondrôme. La diathèse hypertrophique du tissu cartilagineux aboutit à l'enchondrôme. Suivant que la charpente est fibreuse ou hyaline, les enchondrômes sont fibreux ou hyalins; ils sont caractérisés par la cellule cartilagineuse, c'est-à-dire par un élément particulier que nous ne trouvons que dans les cartilages : une cellule complète dans une capsule.

§ 2. *Diathèses ou dispositions atrophiques.*

La diathèse atrophique du tissu cartilagineux se fait par fonte ou disparition des éléments dans les circonstances les plus diverses : sous l'influence du simple repos longtemps prolongé, de dépôts d'urates chez les goutteux, et d'inflammation. Il est nécessaire d'ajouter que l'atrophie se marque quelquefois même dans les enchondrômes et procède comme ci-dessus.

Tissu lymphatique.

§ 1er. *Diathèses hypertrophiques et atrophiques.*

Cancer et tubercule. L'hypertrophie numérique des cellules lymphatiques dans les ganglions lymphatiques constitue la première face de toute diathèse des cellules lymphatiques, même des diathèses atrophiques, comme la scrofule, le tubercule. L'atrophie numérique caractérise particulièrement des produits morbides rangés dans la classe des cancers et décrits sous le nom de *tumeurs lymphoïdes.* Dans les diathèses atrophiques, la régression se marque dès le début dans la scrofule, un peu plus tard dans le tubercule. Les observations microscopiques que j'ai faites sous les auspices de M. Morel, et les magnifiques préparations de ganglions lymphatiques qu'il m'a montrées, ne me permettent pas de me ranger à l'avis de His, Frey et Billroth, qui voudraient voir débuter toute diathèse, soit trophique, soit atrophique, dans les cellules plasmatiques du stroma des alvéoles. M. Morel me paraît avoir démontré jusqu'à l'évidence que ce stroma n'est composé que de fibres élastiques, et nullement par un réseau de cellules plasmatiques en communication avec les parois ou trabécules de la glande.

Tissu graisseux.

§ 1er. *Diathèses hypertrophiques et trophiques.*

Polysarsie et lipômes. Le tissu graisseux se présente sous forme de cellules, dites *adipeuses.* Jusqu'à présent l'hypertrophie numérique seule a été observée. Le tissu adipeux s'hypertrophie quelquefois d'une manière générale et envahit tous les points de l'organisme.

Cet état a reçu le nom de *polysarsie.* D'autres fois la producduction morbide suit l'atrophie d'autres tissus, comme dans les os, les muscles.

Les conditions de production sont dans ces cas la raréfaction du tissu osseux ou l'atrophie musculaire. Enfin le tissu adipeux forme des tumeurs quelquefois très-nombreuses sur le même individu, elles prennent le nom générique de *lipômes.* Je n'ai pas à m'occuper des graisses à l'état libre.

Tissu glandulaire.

§ 1er. *Diathèses hypertrophiques.*

Cancer et hétéradénie. Les glandes capsulaires s'hypertrophient très-souvent. L'hypertrophie numérique est quelquefois difficile à constater, mais non l'hypertrophie trophique, témoin ce qui se passe dans la glande thyroïde, où les éléments peuvent aller jusqu'à 1/18 de millimètre. Il en est de même des follicules clos de l'utérus et du col.

Les glandes utriculaires s'hypertrophient peut-être moins souvent, mais tous les auteurs en rapportent des exemples. Il est aisé de les reconnaître par la présence d'acini plus ou moins nombreux. Ces acini pourront mesurer jusqu'à 1/4 de millimètre dans la glande mammaire en dehors de tout état de lactation.

Les glandes en tubes s'hypertrophient également, témoin les belles recherches faites tout récemment par M. Verneuil sur les glandes sudoripares. J'ai eu occasion de voir de ces mêmes glandes hypertrophiées dans une pièce pathologique de M. le professeur Bœckel. Les tubes atteignaient 1/10 de millimètre de diamètre et 1 millimètre de longueur.

M. Robin a publié, en 1856, un travail sur l'hétéradénie; c'est-à-dire sur des tumeurs à formes glandulaires, se développant en dehors de tout voisinage de glande et capables de se reproduire et de se généraliser. L'examen histologique montre des éléments conformés et disposés comme les éléments dans les glandes normales closes, utriculaires ou tuberculaires. M. Michel a signalé un fait de ce genre bien avant la note académique de M. Robin (voir son mémoire).

§ 2. *Diathèses atrophiques des glandes.*

La diathèse atrophique s'observe sur les glandes en capsule, sur les glandes sudoripares dans l'éléphantiasis et sur les tubes rénaux (mémoire de M. Michel *sur le microscope*).

Tissu musculaire.

§ 1er. *Diathèses ou dispositions atrophiques.*

Dans la dégénérescence musculaire progressive, la diathèse atrophique des muscles est marquée non par une infiltration graisseuse, comme on pourrait le croire à première vûe, mais par la disparition lente et successive du contenu de la fibre musculaire même. Le travail morbide commence toujours dans les fibres musculaires par les noyaux disposés à la face interne du sarcolemme; le protoplasma ou contenu de la fibre primitive est, en effet, régi par le noyau, comme Marx Schulze l'a démontré.

On ne connaît pas jusqu'à présent de diathèse hypertrophique du tissu musculaire; on sait seulement que, par l'exercice, les fibres primitives s'épaississent quelque peu.

Voilà tout ce que la science nous permet de constater au point de vue où nous nous sommes placé, à savoir que, pour nous, une diathèse n'est qu'une disposition ou une aptitude spéciale d'un tissu de l'organisme.

Il nous reste maintenant à parcourir d'autres états également appelés *diathésiques*, mais où rien n'est encore connu et où tout est encore à l'état de supposition. Passons en revue chacune de ces dispositions de l'organisme et donnons les hypothèses faites à leur égard. Il arrivera peut-être un jour où la science élucidera également ces questions. Les diathèses que nous avons à voir sont celles qui, sur notre tableau, portent le nom de *diathèses inconnues* ou *incertæ sedis.*

§ 1er. *Diathèses chimiques du sang.*

Il est démontré aujourd'hui que l'acide urique et les phosphates du sang dépendent, ou d'excès de certaines alimentations, ou d'une absence de transformation régulière des aliments qui les contiennent, ou encore d'une nutrition interstitielle incomplète. Cl. Bernard a établi de diverses manières ces propositions, soit en changeant le mode d'alimentation, soit en arrêtant plus ou moins la respiration chez les animaux en expérimentation (voir le *Mém. de physiol.* de Cl. Bernard). L'excès d'acide urique procéderait donc toujours directement d'une modification du sang, mais nous ignorons absolument comment et où se produisent, et l'acide urique, et les urates, et les autres composés salins du sang. C'est cette considération qui nous a fait placer ces diathèses chimiques dans les diathèses *incertæ sedis.* L'acide urique est éliminé ou se répand dans différents points du corps. Lorsque la sécrétion de l'acide urique ne se fait plus régulièrement, la méthode de Garrod fournit un moyen très-commode de constater les sels uriques du sang.

§ 2. *Diathèse hémorrhagique.*

L'hémophylie a été surtout bien étudiée par Huss, de Stockholm, Grandidier et Bordemann. On ne sait encore rien de positif sur l'altération du sang ni sur l'état des capillaires. L'hémophylie a été attribuée par les uns à une hydrémie, à une anémie par les autres, enfin quelques auteurs ont cherché à l'expliquer par une espèce de paralysie des vaisseaux. Si cette dernière hypothèse était vraie, les individus de cette catégorie de diathèse auraient constamment une circulation périphérique plus active, plus de chaleur que les autres, ce qui n'est pas.

L'hémophilie se distingue par la fréquence des hémorrhagies, leur durée et la difficulté ou l'impossibilité d'arrêter les hémorrhagies. Les hémorrhagies se produisent quelquefois spontanément. L'hérédité ne peut pas être admise dans tous les cas, le fait publié par Magnus Huss et celui de Brodmann démontrent suffisamment que la maladie est quelquefois accidentelle.

§ 3. *Diathèse rhumatismale.*

Dans la diathèse rhumatismale et dans la diathèse goutteuse, on trouve l'ensemble des phénomènes qui ont servi de base à la définition de M. Chomel; aussi les faits locaux du rhumatisme et de la goutte n'ont-ils, pour ainsi-dire, jamais attiré l'attention. On se contente universellement du mot de *diathèse*, on ne cherche pas plus loin. Dans ma composition d'anatomie et de physiologie pour ce concours sur les vaso-moteurs, j'ai essayé de démontrer, ou au moins, de faire remarquer que peut-être les phénomènes diathésiques du rhumatisme, de la goutte et de l'érisypèle, s'expliqueraient par l'action des nerfs vaso-moteurs. J'ai rapporté un grand nombre d'expériences de Schiff, de Claude Bernard, de Czermark, qui tendent à l'établir et établissent qu'il y a des nerfs vaso-moteurs dilatateurs et des constricteurs, que les phénomènes passagers, superficiels en quelque sorte du rhumatisme, s'expliqueraient peut être par l'action exagérée des dilatateurs ou cérébro-spinaux qui, comme Schiff l'a démontré, est bien plus puissante, mais moins longue, moins durable que celle des constricteurs.

J'ai beaucoup insisté sur la différence des congestions actives et passives, pour faire ressortir aussi la différence qui marque entre les hyperhémies inflammatoires et les hyperhémies rhumatismales. Le caractère erratique du rhumatisme trouverait même sa raison d'être dans ma manière de voir, si l'on veut bien se souvenir que les vaso-moteurs peuvent servir, comme tout autre nerf, à la formation de l'arc excito-moteur de Marschall-Hall.

§ 4. *Diathèses névralgiques.*

La diathèse névralgique peut encore être conservée, parce que nous ne savons encore rien ou presque rien sur les modifications que subissent les éléments nerveux, cellules et tubes ; cependant l'on pourrait encore faire ici la part des nerfs vasomoteurs, si l'on voulait se remémorer les expériences de Cl. Bernard, par lesquelles il a établi que la sensibilité d'un tissu est en rapport direct avec la quantité de sang qu'il reçoit, c'est-à-dire, et c'est, du reste, jusqu'à un certain point démontré cliniquement, que les congestions président quelquefois à l'établissement ou à l'irruption de névralgies. Pour les névralgies symptomatiques et les névralgies épileptiformes, personne ne met en avant l'état diathésique, donc nous ne nous y arrêterons pas.

§ 5. *Diathèse virulente.*

Chomel placait les maladies éruptives dans les diathèses. M. Grisolle déjà s'éleva contre la doctrine du maître, en 1851, en démontrant que les fièvres éruptives semblent et sont bien plus souvent comparables à des intoxications passagères ; que si l'on envisage de la sorte les fièvres éruptives, on se rend compte, sans grands efforts et sans diathèse, de l'action ou de l'inaction des virus, suivant l'aptitude de l'individu à recevoir ou à repousser le poison.

§ 6. *Diathèse parasitaire.*

Tant que l'on crut à la génération spontanée des helminthes, on se servit des théories les plus hypothétiques pour en expliquer l'apparition dans le corps humain. C'est ainsi que l'on admit la diathèse vermineuse, quoiqu'on sût depuis longtemps que les helminthes sont sexués, ovipares ou vivipares; la nature aurait ainsi créé des organes inutiles à la propagation de l'espèce. En exprimant complétement toutes les conséquences qui découlaient de l'admission d'une diathèse, on devait arriver à des absurdités. Beaucoup d'hommes et d'animaux n'ont qu'une seule espèce de vers, d'autres en hébergent plusieurs : il fallait donc admettre autant de diathèses différentes qu'il y a d'espères d'entozoaires : il fallait admettre des diathèses semblables pour des animaux différents (homme et porc par exemple), ou des diathèses différentes pour une même espèce dans des positions géographiques différentes (tænia et botryocéphale). La découverte de la trichine, en 1835, sembla un instant donner gain de cause à la théorie des diathèses. On ne pouvait s'expliquer la présence de ce vers enkysté au milieu des fibres musculaires de l'homme; les médecins étaient encore sous l'empire de la théorie de Brenner, quoique les naturalistes Dujardin, Leukart, Siebold etc. eussent déjà depuis longtemps protesté. L'expérimentation directe introduite dans l'helminthologie par Kuchenmeister, en 1850, devaient bientôt triompher des idées erronées des médecins. On sait maintenant que la trichine enkystée est une larve sexuée, qui se développe dans l'intestin d'un animal repu de chair à trichines enkystées. La chair et les kystes digérés, l'animal, devenu libre, se développe, devient adulte et sexué, s'accouple, produit des jeunes vivants, qui percent l'intestin de leur hôte, et entraînés par le sang, se rendent de nouveau dans les muscles, où ils s'enkystent, en attendant une nouvelle métamorphose.

L'expérimentation directe a prouvé que cette migration involontaire a lieu pour la plupart des helminthes, que la plupart des nématoïdes, par exemple, se développent primitivement dans l'eau; que les cestodes subissent la première phase de leur évolution dans la chair de certains animaux, et ne parviennent à leur état définitif et complet que dans l'intestin d'un animal qui se nourrit des premiers. C'est ainsi que l'on peut expliquer facilement la rareté des nématoïdes à Paris, où l'on ne se sert que d'eau filtrée pour boisson, la fréquence du tænia chez les personnes qui se nourrissent de porc crû ou peu cuit, et son absence chez les peuples (Israélites, Musulmans etc.) auxquels la chair de porc est défendue. L'expérimentation directe a donc tué la diathèse. Ce que nous venons de dire pour les parasites intestinaux s'applique aux parasites cutanés. Un mot expliquera les aptitudes: je n'ai qu'à rappeler les dispositions spéciales des tissus chez certains individus pour me rendre compte de l'aptitude et de la non-aptitude. Nous remercions M. le professeur Engel des conseils qu'il a bien voulu nous donner.

§ 7. *Diathèses anévrysmales et variqueuses.*

Autrefois on admettait ces diathèses pour expliquer la production d'anévrysmes multiples ou de varices généralisées, chez un même individu. Un grand nombre d'observations démontrent cependant que le plus souvent les dilatations artérielles et veineuses tiennent à des conditions mécaniques ou à des altérations des parois des vaisseaux; je dirai même que l'étude histologique des tissus qui entrent dans la composition des tuniques artérielles et veineuses a à peu près donné la raison des diathèses dont nous parlons. Virchow dit, en effet, dans sa *Pathologie cellulaire* qu'il peut y avoir des dispositions très-diverses dans les couches musculaires et élastiques des parois des vaisseaux. M. Morel semble avoir fait la même observation quand il dit: «cette distribution inégale des fibres musculaires ne pour-
« rait-elle pas rendre compte de la faiblesse relative de telle ou

« telle partie des parois voisines et, par conséquent, de leur « tendance à devenir variqueuses? »

Je n'aurais pas hésité à placer la diathèse anévrysmale et veineuse dans les diathèses *certæ sedis*, si les opinions n'étaient pas si différentes pour l'explication des phénomènes qui se passent dans les tumeurs érectiles ou caverneuses. Les recherches microscopiques, dit à cet égard M. le professeur Michel dans son mémoire, sont loin d'avoir jeté une lumière suffisante sur cette difficile question d'histologie pathologique. Je serais tenté de dire qu'il y a plus d'hypothèses que d'observations réelles. Deux doctrines sont en présence: l'une veut que la formation de nouveaux vaisseaux ne s'accomplisse point en dehors des vaisseaux de la circulation générale préexistante; l'autre soutient, au contraire, que les capillaires se forment de toutes pièces au sein des blastèmes pathologiques, pour se réunir plus tard à ceux de la circulation générale. Je n'ai pas à entrer dans les détails de ces doctrines ou théories, j'ai simplement voulu me justifier de n'avoir pas placé cet alinéa dans les diathèses des tissus. J'ai de plus une autre raison, c'est l'obscurité qui règne encore sur la constitution intime des capillaires et sur les altérations dont les radicules capillaires peuvent être le siége, et partant, sur les diathèses des tissus qui entrent dans la composition des diverses espèces de tumeurs érectiles.

CHAPITRE III.

J'ai examiné, dans le chapitre précédent, toutes les diathèses connues et inconnues; j'ai montré qu'à la rigueur on peut, dans les diathèses de tissu, réduire les caractères à l'hypertrophie avec toutes ses formes, et à l'atrophie avec toutes ses nuances. La science ne permet pas aujourd'hui d'autre division;

en effet, quelle que soit la forme morbide qu'on étudie, on ne rencontrera jamais autre chose que l'élément primordial hypertrophié ou atrophié à des époques variées de son évolution.

Dans l'étude des diathèses inconnues j'ai, autant que possible, cherché à les matérialiser; j'ai montré que beaucoup d'entre elles n'existent pour ainsi dire plus, comme elles étaient comprises autrefois : ainsi les diathèses vermineuses, virulentes, variqueuses, anévrysmales; que d'autres, comme les diathèses névralgiques et rhumatismales, sont également sur le point de sortir de l'ancien cadre pour rentrer dans les diathèses de tissu; que d'autres, enfin, comme les diathèses calculeuses, graveleuses, pourraient déjà, avec quelque droit, trouver place dans les diathèses du sang. Cette importante question ne sera résolue complétement que lorsque nous connaîtrons mieux les phénomènes intimes physiques et chimiques de la nutrition. Il y a quelques années à peine que Virchow formulait le même vœu en disant: «Nous attachons la plus haute importance à « l'altération des liquides du tube digestif encore inconnue, et « nous sommes persuadé que non-seulement toutes les affec- « tions propres à cet organe lui sont subordonnées, mais encore « les maladies générales dites *diathésiques* » (Virchow, *Handb.*, *Dysp.*). Le vœu de Virchow a été entendu, car déjà nous sommes en possession des remarquables expériences de Claude Bernard sur les liquides intestinaux, qui nous ont permis d'envisager quelques diathèses d'une tout autre manière que nos prédécesseurs. Espérons que de nouveaux travaux soulèveront davantage encore le voile épais qui nous cache les mystères de la vie, et qu'un jour le travail incessant de la science nous donnera, sinon la possession de l'essence de la vie, du moins celle de ses lois.

On nous demandera peut-être ici pourquoi les tissus dans

toutes leurs évolutions pathologiques, dans leurs diathèses en un mot, prennent tantôt tel chemin, tantôt tel autre, si les voies qu'ils suivent ne dépendent pas d'une disposition causale générale de l'économie. A cette question je répondrai que les causes de ces évolutious diverses nous échappent absolument, et qu'en employant ces expressions de *diathèses* pour désigner ces forces latentes intérieures, on ne fait que cacher son ignorance derrière des mots. La cause réelle est dans la vie, que nous ne connaissons pas. Un exemple fera peut-être mieux ressortir ma pensée: je prends deux ovules, un ovule de chien et un ovule de lapin; je les examine avec le plus grand soin et je n'y trouve pas la moindre différence; cependant l'un de ces ovules deviendra chien et l'autre lapin. La cause de l'évolution différente dans ces deux cas est très-positivement vitale, c'est-à-dire au-dessus de nos moyens actuels d'investigation.

De l'examen critique des diathèses, comme nous les comprenons, il ressort aussi qu'un grand nombre de mots journellement employés sont loin d'être l'expression de faits actuellement acquis à la science, tels sont les mots de *scrofule*, de *cancer*, de *tubercule*, d'*inflammation*. Par le mot de *scrofule*, en effet, on voulait dire autrefois que le cou grossi d'un scrofuleux ressemble à celui d'une truie; par *cancer* on avait en vue un crabe rongeur de l'organisme; par *tubercule* on n'entendait que nodosité. Il est de toute évidence que tous ces mots, et bien d'autres encore, exprimant des états diathésiques, ne sont plus en rapport avec les détails histologiques de la science, qu'ils n'expriment aucune des idées résultant des travaux modernes. Comment, en effet, pourrait-on supposer sous le nom d'*inflammation*, pris dans son sens étymologique, la série des actes par lesquels passe l'évolution régulière d'un tissu? Si l'on doit encore conserver ces mots en pathologie générale, il faudra ne pas oublier qu'ils ne sont que des formules écourtées, peignant à peine certaines ressemblances grossières ou un ensemble de signes dépendant de l'affection morbide.

Avant de passer à l'étiologie des diathèses, il me reste à traiter de la question de leur généralisation dans l'organisme. Peut-on dire quelque chose de certain sur la tendance qu'ont certains tissus à se prendre dans différents points de l'organisme, autrement dit, sait-on quelque chose de positif sur la généralisation des maladies?

Pour la reproduction sur place et la généralisation des maladies, on peut prendre pour type ce qui se passe dans le cancer ou dans l'infection purulente. Certes, il n'est pas d'affection où la diathèse soit plus puissante; les anciens ne songèrent pas même à chercher ailleurs la cause et des récidives et des généralisations. Invoquer la diathèse, c'était tout expliquer en un seul mot. Avec les études anotomo-pathologiques, et surtout les travaux de l'histologie, les idées durent nécessairement changer, c'est ce qui arriva. Andral, le premier, mit en cause le sang, le transport dans tout l'organisme par le liquide nourricier, des semences morbides développées primitivement sur un seul point. Lebert et Follin mirent bientôt en jeu le transport des éléments des tumeurs par l'intermédiaire des lymphatiques. Ils se basèrent sur les expériences d'Œsterlin et de Follin, qui mettent en lumière la pénétration dans les ganglions lymphatiques des matières colorantes déposées à la périphérie dans le tatouage. Il existe de plus dans la science des faits bien positifs, très-authentiques, qui démontrent la présence d'éléments dits *cancéreux* ou *purulents*, dans le sang et dans les lymphatiques; je ne citerai que les faits consignés dans le mémoire de M. Michel et dans une thèse de Strasbourg, faite sous les auspices de M. Morel. Je dirai même que Langenbeck, en 1840, prétendit avoir déterminé une généralisation cancéreuse chez un chien, dans les veines duquel il avait injecté un jus cancéreux; mais cette expérience n'a réussi que dans les mains de son auteur; elle a échoué entre celles de Delafond et de bien d'autres. Si le sang était le véhicule des éléments cancéreux, si la présence dans ce liquide de ces semences n'était pas purement fortuite, le résultat d'ulcérations de vaisseaux ou de phlébites, nous en trouverions bien plus souvent. J'ai recherché chez nombre de cancéreux et de phthisiques les éléments dont il s'agit, mais toujours en vain; je conclus de mes observations et de l'immense majorité des faits observés par mes maîtres en histologie, MM. Michel et Morel, que la généralisation ne se fait ni par le sang ni par les lymphatiques. Je sais que sur ce point je ne suis pas de l'avis de Virchow, qui admet que l'infection se fait de proche en proche par les lymphatiques; mais je ne puis ici que soutenir les faits dont je suis formellement convaincu. J'aime bien mieux admettre la doctrine en rapport avec l'universalité des faits observés. En cas de généralisation d'un cancer, d'une suppuration, d'une tuberculisation, que voyons-nous? Nous voyons le tissu morbide, cancer, tubercule, se développer dans plusieurs points de l'organisme, rien dans le sang et pas de lésions appréciables dans les lymphatiques; autrement dit, nous assistons à la généralisation d'un tissu, d'une luxuriation conquérante de l'épithélium par exemple; c'est cette disposition organique du tissu que nous appelons *diathèse*. Quant à la cause de cette modification organique, elle nous échappe complétement; nous n'en avons pas la moindre idée; autant donc vaut avouer notre ignorance que d'employer un mot pour la déguiser. Ne faisons-nous, du reste, pas ainsi quand nous voyons une pneumonie s'établir d'abord d'un côté, puis de l'autre? Nous ne songeons pas à dire qu'il y a diathèse pneumonique.

Diagnostic. Le diagnostic, à notre point de vue, se réduit à l'étude histologique des tissus affectés; les modes d'évolution, ascendante ou descendante, nous mettent toujours sur la voie de la connaissance exacte de la diathèse. Avant le développement de la disposition spéciale ou diathésique des tissus, nous ne pouvons faire que des hypothèses. Le diagnostic clinique sera toujours considérablement facilité par les recherches histologiques. Je ne saurais mieux faire que de citer ce que dit M. Baumès du diagnostic des diathèses, sur lesquelles il a publié un ouvrage étendu en 1853. « Évidemment, dit-il, la diathèse « ne peut être diagnostiquée que lorsqu'elle a effectué quel- « ques manifestations ; sans cette condition, les considérations « des diathèses, des états diathésiques qui ont existé chez les « parents, ne suffiraient pas pour affirmer que des états mor- « bides semblables existent chez un de leurs descendants qui « n'en offrirait encore aucun signe. On ne peut pas dire qu'une « diathèse est à l'état latent tant qu'elle n'a donné aucun signe « de son existence, et, si pendant la vie d'un individu, aucun « signe de ce genre ne s'était montré, quelles que fussent les « conditions diathésiques présentées par ses ascendants et ses « descendants, on ne pourrait pas affirmer que, chez lui, une « diathèse ait existé. » Il est facile de voir que pour M. Baumès, comme pour nous, la diathèse se réduit en fin de compte à une disposition spéciale des tissus.

Étiologie. L'étiologie des diathèses se réduit aux notions acquises par l'expérience clinique. Nous savons tous que l'hérédité joue le principal rôle. On a beaucoup parlé de causes occasionnelles très-diverses ; mais, à cet égard, tout est hypothèse, nous ne nous arrêterons donc pas à cette question ; les causes occasionnelles prédisposent, en effet, à toutes sortes de maladies diathésiques ou autres.

Traitement. L'étude des diathèses nous a appris qu'il y a ou hypertrophie ou atrophie dans les affections diathésiques. En cas d'atrophie nous ne saurions hésiter, l'indication est formelle : il faut combattre l'atrophie et la tendance des tissus aux dégénérescences régressives. Dans les cas d'hypertrophie, on doit nécessairement songer à arrêter la luxuriation des éléments, si faire se peut, enlever le mal ou le détruire sur place; en même temps, il faut chercher des moyens qui pourraient modifier les tissus; malheureusement jusqu'à présent ces moyens sont encore à l'état de désidérata, parce que nous n'avons aucune donnée positive sur les conditions qui facilitent ou diminuent l'évolution des tissus.

DEUXIÈME PARTIE.

Des Cachexies.

CHAPITRE PREMIER.

§ 1er.

Historique. Le mot *cachexie* dérive de deux mots grecs : *κακὸς*, mauvais, et *ἕξις*, manière d'être. Comme pour le mot de *diathèse*, les interprétations ont beaucoup varié. Le sens qu'on rattachait à ces deux mots, dépendait à peu près toujours, nous l'avons déjà démontré, des progrès de la science médicale et des idées humorales, solidistes ou vitalistes, qui y avaient cours.

L'antiquité était assez d'accord sur ce sujet. Elle se plaça au point de vue clinique. Toutes les fois qu'il y avait trouble de nutrition, dépérissement etc., elle disait : il y a cachexie. Pour s'en assurer, on n'a qu'à se pénétrer des passages d'Hippocrate, de Galien, de Celse, qui définissent la cachexie à peu près de la même manière : « Malus atque vitiosus corporis habitus » (Hippocrate, *Aph.* 5, 3, 31) ; Celse, *De re medica*, liv. III, chap. XXII, p. 167 ; Galien, *De locis affect.*, 7), Celse modifia toutefois quelque peu la pensée hippocratique, en ajoutant à la définition ci-dessus citée ces mots : « Ideoque omnia alimenta corrumpuntur. » Il sous-divisa les cachexies en atrophies, phthisies, et en cachexies proprement dites.

§ 2.

Avec Arétée, nous nous éloignons déjà de la précision clinique du père de la médecine. Cet auteur, en effet (*De causis et signis morborum*, liv. Ier, chap. CXXVI, p. 46), généralisa beaucoup plus le sens du mot *cachexie*. Il l'appliqua même aux maladies chroniques en général : « Id est malus habitus omnium simul vitiorum conversio est, si quidem ab omnibus morbis propagatur et emanat.»

Cælius Aurelianus renchérit encore sur Arétée ; il déclare qu'il y a cachexie toutes les fois qu'une maladie aiguë ou chronique détériore un organisme. Cælius Aurelianus décrit cependant, et le premier, avec soin les accidents de la cachexie, qu'il considère comme un symptôme, et attire l'attention de ses contemporains sur la fièvre hectique, sur les diarrhées colliquatives et le changement de teint des cachectiques.

§ 3.

Le moyen âge complique à plaisir la question des cachexies ; ce mot, en effet, devient l'expression des manières d'être des maladies les plus différentes. Pour nous en convaincre, nous n'avons qu'à consulter les éléments de la médecine pratique de Cullen. Combien d'états pathologiques, différant totalement entre eux, ne trouvons-nous pas réunis dans la classe des cachexies ? Cullen distingue deux ordres de cachexies : les hectésies et les atrophies. Dans le premier, il range : 1° l'hectésie purulente, qui correspond à ce que nous entendons aujourd'hui par état hectique ; 2° l'hectésie scrofuleuse ; 3° l'hectésie vénérienne ; et 4° l'hectésie vénéneuse, c'est-à-dire les empoisonnements.

Les atrophies comprennent l'atrophie par défaut d'assimilation ou par inanition, par défaut d'aliments, par mauvaise qualité de matières nutritives, et enfin l'atrophie par trouble de nutrition. Dans le tableau de Cullen tout se trouve confondu.

symptômes, maladies aiguës et chroniques, maladies locales et maladies générales.

Avec Bordeu, la confusion devient encore plus grande : chaque organe, chaque humeur, chaque état pathologique, quel qu'il soit, peut donner lieu à une cachexie spéciale ; ainsi il donne des cachexies bilieuses, laiteuses, urineuses etc., tout en admettant et des cachexies cancéreuses et des cachexies galeuses (Bordeu, *Recherches sur les maladies chroniques*. Paris 1775).

§ 4.

Dans ces derniers temps, on a cherché à préciser davantage le sens du mot *cachexie*, mais on manqua encore de rigueur ; on admit la cachexie lorsque, sous l'influence d'une maladie générale, la nutrition des organes était en souffrance. Pourquoi dès lors ne pas admettre la cachexie dans les maladies chroniques, où des faits analogues se produisent ? On a aussi essayé de distinguer la cacochymie et la cachexie ; mais n'est-ce point créer une nouvelle difficulté ?

Delioux de Savignac, dans son *Traité de la méthode de la médecine*, 1861, reculant devant les obstacles de la question, prit le parti de faire de la cachexie un élément général des maladies, comme la fièvre, l'adynamie ou l'ataxie, la douleur, et il définit la cachexie : «Atonie, langueur de toutes les fonctions, « perversion profonde de la nutrition, altération du sang par « diminution de ses principes essentiels, émaciation, infiltration « séreuse, décoloration ou teinte anormale des téguments, ten- « dance aux suppurations, aux hémorrhagies passives et aux « gangrènes.» Delioux de Savignac, en créant l'élément cachexie, n'a fait en quelque sorte que répondre aux vœux de Raige-Delorme, quand il dit dans le *Dictionnaire en trente volumes :*

« Quoiqu'on n'ait pas étendu la signification du mot *cachexie* à « tous les cas des maladies chroniques qui produisent des effets « analogues, peut-être conviendrait-il d'admettre cette expres- « sion pour désigner d'une manière générale tout état de l'éco- « nomie animale, dans lequel la plupart des fonctions, et par- « ticulièrement la nutrition, sont altérées par suite de l'affection « chronique d'un ou de plusieurs organes de quelque nature « que soit cette affection. »

Je rapporterai encore l'opinion de Nysten : « On ne se sert « plus guère aujourd'hui du mot *cachexie* que pour exprimer « une altération profonde de nutrition, caractérisée par la bouf- « fissure et l'infiltration, un teint jaune ou plombé, un sang trop « séreux et la langueur de toutes les propriétés des tissus ; état « que l'on observe surtout après de longues maladies, ou à la « fin de certaines affections aiguës parvenues à un haut degré « d'intensité, principalement dans le scorbut, le cancer, la sy- « philis; aussi distingue-t-on une cachexie scorbutique, une « cachexie cancéreuse, une vénérienne etc. »

Hardy et Béhier (*Path. gén.*, p. 105) ne sont pas plus explicites. « Par le mot de *cachexie*, on doit entendre l'état de dé- « périssement qui se manifeste vers la fin des maladies chroni- « ques, et dans lequel toutes les fonctions et notamment la « nutrition, éprouvent une altération considérable. »

Comme on le voit par les nombreuses citations que nous venons de faire, le mot de *cachexie* est, pour la plupart des auteurs modernes, un état consécutif.

Woillez, dans son *Dictionnaire du diagnostic*, semble de prime abord plus carré dans sa définition, mais quand on l'approfondit quelque peu, on ne tarde pas à se convaincre qu'il n'est pas beaucoup plus clair que Hardy ou Nysten. En effet, il dit en parlant de la cachexie : « ce mot exprimant des altéra- « tions profondes de nutritions inconnues dans leur nature in-

« time, n'a plus aujourd'hui le sens étendu que lui attribuaient « les anciens. » Quoique plus courte, plus restreinte, sa définition ne nous apprend absolument rien sur le manière dont l'auteur comprend les cachexies.

M. Monneret fait moins de cas encore du mot de *cachexie;* il dit en effet, vol. I, p. 603 de sa *Path. gén.*: « Nous avons décrit « deux genres d'appauvrissement du sang qui représentent « assez bien les états anciennement connus sous les noms de « *cachexies* etc. »

§ 5.

L'historique que je viens de faire se compose, comme celui des diathèses, presque uniquement de citations ; je l'ai fait avec intention dans ce sens et avec cette étendue, pour démontrer que l'idée du mot *cachexie* est bien loin d'être nettement déterminée ; il flotte en quelque sorte au hasard au milieu des termes de pathologie générale, et on le remplacerait très-facilement par un autre mot quelconque qui entre dans la description des symptômes des cachexies. On dirait, par exemple, tout aussi bien dépérissement, éthésie, phthisie, consomption ; dans l'esprit des auteurs que j'ai cités, sauf les anciens, on pourrait très-facilement faire la substitution que j'indique. Le mot de *cachexie* est donc historiquement très-élastique, et n'a pour ainsi dire pas de sens précis. Je crois que cela tient à ce qu'on l'applique toujours à un état général de l'économie, et qu'on oublie un peu trop ce que c'est que l'économie et les facteurs qui la composent.

En me plaçant au point de vue de l'histologie moderne, je vais essayer, comme pour les diathèses, de donner un sens déterminé à l'expression de cachexie si souvent employée en pathologie générale.

§ 6.

De toutes les définitions que j'ai rapportées, la plus convenable me paraît encore être celle de M. Monneret ; en effet, en accusant une altération profonde du sang, il montre en quelque sorte que toute cachexie est essentiellement caractérisée par une détérioration profonde du liquide nourricier. Si cette définition, à laquelle M. Monneret ne tient nullement, me paraît juste quant au résultat, elle me semble insuffisante quant aux causes qui amènent la cachexie ; certes, il ne viendra à l'idée de personne aujourd'hui, d'appeler *cachexie* tout état morbide caractérisé uniquement par une détérioration du liquide sanguin. Partant donc du fait acquis et prouvé que l'altération du sang ne suffit pas pour déterminer une cachexie, il me semble qu'il est plus naturel de définir les cachexies d'après les causes mêmes qui leur donnent naissance que d'après leurs résultats ultimes. Un exemple me fera mieux comprendre : je suppose un individu ayant respiré pendant quelque temps l'hydrogène arsénié ; il a une altération du sang, les analyses chimiques et les expériences *in anima vili* le démontrent, toutefois personne ne dira qu'il est cachectique.

Si nous étudions avec soin l'état cachectique et les individus affectés de cachexie, nous trouverons d'autres signes qui nous mettront sur la voie de la vérité, surtout si nous considérons les faits qui ressortent de l'anatomie et de la physiologie pathologiques. Nous constaterons, d'une part, une série de cas où la cachexie se montre dans des états pathologiques caractérisés par une prolifération luxuriante d'éléments histologiques, arrivant à des degrés variés de développement et succombant, mourant assez vite par voie de nécrobiose, soit par diffluence, soit par granulification albuminoïde, soit par infiltration graisseuse, soit encore par gangrène moléculaire.

D'autre part, nous rencontrerons des cas où l'état cachectique dépend de l'impossibilité de la reproduction d'un élément histologique, des cas où l'organisme croule, pour ainsi dire, par arrêt de la vie élémentaire dans l'un ou l'autre de ses facteurs.

Avant d'entrer plus avant dans mon sujet, je vais citer quelques exemples qui ne laisseront de doute dans l'esprit de personne sur ma manière d'envisager les cachexies: chez un cancéreux, que voyons nous si ce n'est un tissu qui prolifère avec une activité extraordinaire dans la profondeur, pour mourir presque aussitôt à la surface, ou pour se substituer peu à peu à tous les autres tissus, d'où une espèce d'annihilation progressivement croissante de l'organisme épuisé par l'espèce de parasite qui le dévore? Le sang s'appauvrit parce qu'il fournit toujours à l'alimentation du tissu luxuriant sans en rien recevoir de nutritif.

Dans la cachexie plombique, par contre, qu'observons-nous si nous analysons les phénomènes pathogéniques de la maladie? Nous voyons, sous l'influence d'une absorption lente et continue de la substance toxique, une altération du sang se produire. Cette altération est caractérisée par une aglobulie manifeste et des modifications chimiques du sang évidentes, enfin par une altération progressive de chaque organe; finalement arrive la déchéance de tout l'organisme ou la cachexie. Ici l'altération du sang n'est pas, comme dans le premier cas, l'effet d'une usure insolite, mais celui d'une diminution de production plus ou moins accentuée.

Il est un état physiologique qui montre assez bien ce qui se passe dans certaines cachexies, et que je ne dois pas oublier de mentionner, je veux parler de la grossesse. Chez toute femme qui est enceinte, il y a anémie ou hydrémie, un état jusqu'à un certain point cachectique, puisqu'on lui a même donné le nom de *cachexie séreuse des femmes enceintes*. L'appauvrissement du liquide nourricier, l'oligæmie est l'effet de la végétation élémentaire qui se fait dans l'utérus. L'enfant qui se développe dans la matrice vit, grandit, grossit aux dépens de la mère, qui tombe ainsi dans un état d'épuisement relatif, parce qu'elle donne plus qu'elle ne reçoit.

Le type des cachexies par agénésie se rencontre dans ce qui se passe dans l'inanition, où le sang devient pauvre, oligæmique par défaut d'aliments: l'organisme se soutient pendant quelque temps par autophagie, mais, les réserves épuisées, nous voyons le sang perdre ses globules, ses ressources, et l'individu succomber dans un état de cachexie manifeste.

Les cachexies bien établies, de quelque catégorie qu'elles soient, ont encore un autre caractère sur lequel nous devons insister: l'incurabilité. L'état cachectique est un état tel qu'il n'y a, pour ainsi dire, plus de remède contre lui: il conduit fatalement à la mort, dans un temps plus ou moins éloigné, celui qui en est sérieusement atteint; je dis sérieusement atteint, bien et dûment détérioré par la cachexie, car si je ne prenais cette distance, on pourrait dire en n'envisageant que les symptômes: épuisement, teint plombique etc., que toutes les anémies sont, en définitive, des cachexies.

Pour nous résumer, nous dirons donc qu'à nos yeux il y a état cachectique ou cachexie, toutes les fois qu'il y a arrêt ou diminution sensible dans la production des éléments, et toutes les fois que l'organisme est épuisé par la luxuriation de l'un ou l'autre de ces éléments.

D'après les idées que nous venons d'émettre, de revêtir de diverses formes, pour les rendre plus sensibles, nous diviserons les cachexies:

1° En cachexies résultant de la prolifération luxuriante avec hypertrophie ou atrophie de certains éléments; et

2° En cachexies par agénésie de l'un ou l'autre des éléments de l'organisme.

Partant, nous construirons le tableau suivant :

1° Cachexies par luxuriation avec hypertrophie ou atrophie d'un tissu élémentaire, que nous désignons dans la parenthèse.	Leucémique . .	Globules blancs du sang.
	Cancéreuse. . .	Tissu connectif, épithélial, médullaire, glandulaire, cartilagineux.
	Tuberculeuse. . .	Tissu connectif, épithélial, médullaire.
	Scrofuleuse . .	Tissu connectif, tissu limphatique, tissu médullaire.
	Purulente . . .	Tissu connectif, épithélial.
2° Cachexies par agénésie d'un tissu élémentaire, que nous indiquerons dans la parenthèse	Intoxication chronique.	Sang.
	Palustre.	
	Alcoolique.	
	Bronzée.	
	Putride.	
	Scorbutique.	
	Syphilitique . .	Sang, tissu connectif, ganglions, moelle, etc.

On pourrait, à la rigueur, admettre aussi des cachexies *incertæ sedis*, et y ranger des états cachectiques désignés vulgairement sous les noms de *cachexie urémique*, *bilieuse*, *urique*, *phosphatique*, *exophthalmique* etc. Nous dirons dans le courant de notre travail pourquoi nous n'avons pas fait figurer ces états dans le tableau ci-dessus indiqué.

CHAPITRE II.

DES CACHEXIES EN PARTICULIER.

§ 1er.

Pour ne pas répéter à chaque paragraphe les signes des cachexies, nous allons commencer ce chapitre par un tableau général des symptômes que présente tout individu cachectique; autrement dit, nous résumerons, une fois pour toutes, les phénomènes symptomatologiques des cachexies que le lecteur pourra, à son aise, rapporter à chaque alinéa. Nous sommes d'autant plus en droit d'agir de la sorte, que les signes des cachexies ne sont, à tout prendre, que l'exagération des symptômes anémiques: amaigrissement de plus en plus marqué, souvent malgré la conservation de l'appétit; presque toujours suffusions séreuses dans les cavités splanchniques, le tissu cellulaire sous-cutané, et les organes riches en tissu connectif lâche; tendance aux hémorrhagies internes et externes; diarrhée ou constipation; à la dernière période, il y a anorexie complète, émaciation considérable, fièvre hectique, diarrhées colliquatives, hémorrhagies et syncopes.

§ 2.

Cachexies par luxuriation ou hypertrophie numérique d'un tissu élémentaire.

1° *Leucémie ou cachexie par augmentation numérique des globules blancs du sang.* La leucémie avancée présente tous les caractères des cachexies sus-mentionnées; elle est l'expression d'une augmentation numérique considérable des globules blancs du sang avec atrophie des globules rouges. Dans les cas de leucémie, on rencontre souvent l'hyperplasie de la rate ou des ganglions lymphatiques, ou encore des lésions de tous les organes dits *hématopoiétiques.* En se fondant sur ces données anatomo-pathologiques, Virchow a cru pouvoir déduire l'état cachectique des lésions lymphatiques et spléniques. Dans mon *Mémoire sur la leucémie*, que j'ai publié dans le courant de cette année, j'ai critiqué les opinions de Virchow et de Bennett; j'ai montré, et par des faits cliniques et par des expériences directes, qu'il est impossible, dans l'état actuel de la science, de ne pas reconnaître une certaine indépendance du sang des organes dits *hématopoiétiques*. J'ai admis, jusqu'à plus ample informé, et en me basant sur une observation histologique de M. Morel, que les globules blancs pouvaient proliférer. Quoi qu'il en soit, il n'en est pas moins vrai que la cachexie leucémique existe, et qu'elle a pour cause une augmentation numérique considérable des globules blancs du sang. Les nombreuses observations connues jusqu'à ce jour, et rapportées dans la thèse de M. Rœsch, démontrent suffisamment l'incurabilité de l'affection.

2° *Cachexies cancéreuses.* La cachexie cancéreuse est peut-être celle qu'on a le plus souvent l'occasion d'observer. Elle a pour cause le développement excessif de certains tissus de l'économie, et non, comme on l'a cru pendant longtemps, la production d'éléments spécifiques. Les tissus qui, par leur prolifération, donnent le plus souvent lieu à la cachexie, sont par ordre de fréquence: le tissu conjonctif, les épithéliums, la substance médullaire des os, le tissu glandulaire et le tissu cartilagineux. En présence des nombreuses observations anatomo-pathologiques que nous trouvons dans les livres classiques, les mémoires spéciaux et les feuilles périodiques, il n'est plus possible de douter de la cachexie produite par la luxuriation de l'un ou l'autre des éléments que nous venons de mentionner. Je dois dire toutefois que, dans ces derniers temps, Virchow a essayé de faire procéder les différentes espèces de cancers de la cellule plasmatique ; jusqu'à présent, cependant, cette doctrine n'a pas rallié tous les observateurs ; ce qui est vrai, c'est que dans la cellule plasmatique peuvent naître, à l'état pathologique, des néoplasmes constitués par des éléments qui, par leur forme et leur volume, rappellent les éléments histologiques de l'épithélium, des glandes, du tissu médullaire des os, des cartilages etc.

J'ai dit, dans la première partie de ce travail, ce qui a rapport à la récidivité et à la généralisation des carcinômes. L'incurabilité de la cachexie cancéreuse est plus que démontrée.

Les altérations du sang toujours consécutives à la luxuriation carcinomateuse sont: une aglobulie manifeste, une légère augmentation du nombre des globules blancs, et une augmentation de la fibrine. Cette composition spéciale du sang rend peut-être compte de la grande coagulabilité du sang des cancéreux et de la fréquence, chez eux, des phénomènes de la *phlegmatia alba dolens.* On peut aussi se rendre compte de l'albuminurie des cancéreux, par les modifications que subit le sérum, dont l'albumine ne peut plus être modifié convenablement par défaut d'action des globules.

3° *Cachexies tuberculeuses.* Les tubercules tuent très-souvent avant l'établissement de la cachexie. Si la cachexie survient, elle est le résultat de la prolifération du tissu conjonctif ou épithélial. Il n'est plus permis de douter de la tuberculisation des épithéliums, surtout des épithéliums pulmonaires (voy. mon *Mém. sur les phthisies*). Dans la tuberculisation, les éléments nouveaux périssent assez rapidement par une infiltration graisseuse ou graisso-albumineuse; dans le cancer, au contraire, les éléments nouveaux persistent beaucoup plus longtemps.

Du côté du sang, l'oligæmie se marque tous les jours davantage, les globules restants ont de plus en plus de tendance à s'agglomérer. Cette circonstance rend compte de la couenne que l'on observe si souvent sur le sang des phthisiques. Les globules perdent en outre, d'après Carl Schmidt, de leur globuline, mais deviennent relativement plus riches en hématine, contrairement à ce que croyaient Becquerel et Rodier, Andral et Gavarret. L'altération du sang peut ici reconnaître différentes causes : d'une part, la luxuriation d'un tissu; d'autre part, les hémoptysies, qui agissent comme des saignées, et enfin la diminution du champ respiratoire; l'oxygène est, en effet, un des principaux aliments.

4° *Cachexie scrofuleuse.* La cachexie scrofuleuse est principalement amenée par des lésions qui se manifestent du côté des ganglions lymphatiques, du tissu connectif et des épithéliums. La différence qui les distingue des lésions tuberculeuses est à peu près inappréciable, car elle consiste uniquement en l'arrivée plus rapide des processus nécrobiotiques dans les éléments de prolifération. L'altération qui survient du côté du liquide nourricier est en tout semblable à celle que nous voyons dans la tuberculose, elle se montre seulement plus rapidement. Comme dans la tuberculose, nous avons une oligæmie, une transformation de l'albumine et des hématies et du sérum, et une inégale dissémination des sels du sang. Les causes qu'on peut invoquer pour expliquer l'altération du liquide nourricier, sont multiples. Ceux qui croient que les ganglions lymphatiques jouent un grand rôle dans la formation du sang, disent que l'appauvrissement de ce liquide est le résultat de la diminution de fonction des ganglions malades, que cet appauvrissement se fait sentir plus vite dans la scrofule que dans la tuberculisation, parce que la scrofule porte son action non-seulement sur les ganglions, mais aussi sur les tissus adénoïdes; le système lymphatique serait frappé, d'après eux, jusque dans ses radicules terminales et les réseaux plasmatiques qui leur donnent naissance. Telle est la théorie qui ressort des travaux de Hiss, Brucke, Frey, Recklinshausen. Les adversaires de cette École accusent simplement la luxuriation d'un tissu, qui s'assimile ainsi plus de matériaux qu'il ne lui en revient de droit, et appauvrit d'autant le reste de l'économie. Les sécrétions anormales du côté des épithéliums, herpétides et dartres, joueraient le même rôle que la prolifération des tissus, connectif, lymphatique et médullaire.

5° *Cachexie purulente.* Le pus se forme, comme nous l'avons établi plus haut, aux dépens du tissu connectif ou du tissu épithélial. Le microscope, à cet égard, ne laisse pas le moindre doute. J'ai dit, dans la première partie de mon travail, ce que je pense de la généralisation purulente; il me reste à expliquer maintenant la cachexie purulente, autrement dit le marasme de suppuration. Pour résoudre cette importante question, il n'y a qu'à étudier la composition chimique et histologique du pus. Le pus a la plus grande analogie avec le sang à ces deux points de vue; nous y trouvons, en effet, un liquide amorphe, le sérum, et des corpuscules qui ressemblent, à s'y méprendre, aux globules blancs du sang. Le sérum, comme le dit Sée avec raison, contient de quatre à cinq pour cent d'albumine, une substance protéique très-définie, appelée *pyine*, un acide azoté et des traces de leucine, des graisses avec de la cholestérine, des sels solubles et des phosphates terreux avec du fer, une matière colorante bleue contenant du fer. Si les épithéliums et le tissu connectif sécrètent un semblable liquide, le sang se trouve, sans contredit, forcé de faire les frais du tissu nouveau, donc il doit nécessairement s'appauvrir, perdre des globules, de l'albumine et autres principes que nous trouvons dans le pus. Si l'alimentation, pour une cause ou pour une autre, ne régénère pas suffisamment le sang, l'autophagie s'établira, l'individu suppurant se trouvera successivement réduit à sa plus simple expression; il sera cachectique comme s'il avait subi l'inanition; une autre preuve en est la déchéance dans laquelle tombent les différents organes de l'économie: le foie, l'intestin, les reins, la rate subissent, en effet, la dégénérescence amyloïde, qui, en toutes circonstances, signifie détérioration de l'organisme.

§ 3.

Des cachexies par agénésie d'un tissu élémentaire.

1° *Intoxications chroniques* (plomb, mercure, arsenic etc. etc.). Sous l'influence de l'absorption lente et longtemps continuée de certains poisons, minéraux ou végétaux, la composition du sang s'altère, la nutrition se modifie, une dyscrasie cachectique se produit, suivie bientôt de son cortége habituel de symptômes organiques, et de la déchéance de toute l'économie. Les altérations du sang en ces circonstances sont démontrées par de nombreux travaux modernes. Pour l'anémie globulaire, il n'y a pas à en douter. J'emprunterai à M. Jaccoud certains passages de son article sur l'albuminurie, qui résument très-bien l'état de la science au point de vue des analyses chimiques. Les recherches multiples de Schœnbein, de Woit, d'Overbeck, ont appris que le mercure est dans le sang à l'état d'albuminate, tenu en dissolution par le chlorure de sodium. Buchheim et Clarus ont émis la même opinion sur l'état du plomb dans le sang. Les expériences récentes de Lewald l'ont également amené à conclure que le plomb qui passe dans le sang y est contenu à l'état d'albuminate plombique. D'autre part, les recherches de Savitsch sur l'arsenic, celles de Falk sur le zinc, ont appris que ces substances sont unies après leur absorption aux matériaux albumineux du sang, et dans un cas d'empoisonnement par le sulfate de fer, M. Tourdes a expressément noté que l'albumine et la fibrine étaient profondément modifiées dans leurs propriétés physiques et chimiques. Les travaux de Casper ont appris l'action toute spéciale du phosphore sur le sang, ceux de Victor et de Falk ont montré celle de l'acide sulfurique, ceux de Vogel et de Meyer ont révélé celle de l'oxyde de carbone. Jaccoud termine avec raison ce passage en concluant que, dans tous les cas d'intoxication, le premier effet est une altération du sang. On ignore jusqu'à présent si les modifications globulaires précèdent, suivent ou naissent en même temps que les altérations des principes albumineux du sang. Il est infiniment probable que le principe toxique agissant sur l'albumine, altère cette substance protéique simultanément, et dans les globules et dans le plasma. Il est cependant des auteurs qui veulent que le poison absorbé aille agir directement sur les glandes hématopoiétiques et les frapper pour ainsi dire primitivement dans leur vitalité et dans leurs fonctions.

2º *Cachexie palustre.* La cachexie paludéenne se rapproche beaucoup des cachexies par intoxication chronique, l'expérience nous a appris qu'elle résulte effectivement d'un empoisonnement; le principe morbifique que nous ne connaissons que par ses effets, a reçu le nom de *miasme tellurique* ou *paludéen.* L'action du miasme sur le sang est incontestable, elle entraîne une aglobulie évidente; je m'en suis plusieurs fois assuré par moi-même, en examinant le sang des fébriciants au point de vue de la mélanémie de Frerichs. Les analyses chimiques démontrent aussi des altérations du sérum. Comme la rate est presque toujours simultanément malade, on a pensé que le miasme agit primitivement sur elle, et que l'aglobulie est le résultat de l'affection splénique. Aussi longtemps que les fonctions de la rate ne seront pas mieux connues, il sera impossible de se faire une idée exacte sur la cachexie palustre. Nous sommes pour le moment forcé d'admettre l'altération du sang par action du principe morbifique avec des lésions concomitantes spléniques et ganglionnaires, sans pouvoir spécifier le rôle de ces lésions. L'altération du sérum du sang est démontrée cliniquement par la présence de l'albumine dans les urines, sitôt que la cachexie est un peu avancée et à un moment où il n'y a pas encore détérioration des glandes rénales. J'ai vu succomber deux individus de cachexie paludéenne; ils étaient l'un et l'autre fortement albuminuriques, et l'autopsie ne révéla pas la moindre lésion rénale.

3° *Cachexie bronzée.* Il est aujourd'hui de toute impossibilité de continuer à placer la cause de la maladie bronzée dans des altérations des capsules surrénales. Les expériences et les observations cliniques ne permettent plus la localisation d'Addison, témoin les expériences de Philippeau, de Vulpian et de M. Michel, de Strasbourg; témoin les tableaux de lésions publiés par Virchow dans les annales de Canstatt de 1855 à 1858. Le caractère dominant de la maladie est l'anémie globulaire. La diminution en nombre des globules rouges est bien établie, il y a de plus tendance à la déformation et un grand nombre de globulins. Ces faits sont tous consignés dans la thèse de M. Chatelain. Les observations microscopiques y sont relatées comme venant de M. Morel et de M. Villemin. J'ai eu occasion de voir les mêmes choses chez un malade de M. Hirtz, qui passa quelques semaines à la clinique, dans le cours de l'été 1864. M. Gubler tout récemment rapportait un fait où les globules rouges restants étaient augmentés de volume (Gubler, *Gazette hebdomadaire*, p. 84, année 1864). L'anémie existe bien avant la coloration spéciale de la peau, c'est donc l'anémie, l'altération du sang, qui amène l'état cachectique et la mort. Le sang ne charrie pas de pigments comme dans la mélanémie de Frerichs, et le pigment existant normalement en petite quantité dans les cellules épithéliales profondes de la peau, on pouvait être tenté d'admettre qu'il y a à la périphérie augmentation de sécrétion pigmentaire; et faire procéder l'altération du sang d'un excès de sécrétion périphérique. L'existence de l'anémie avant l'apparition des taches noires milite contre cette hypothèse et nous rejette dans l'altération primitive du sang, que nous admettons pour notre compte, jusqu'à ce que de nouvelles recherches nous permettent d'aller plus loin Tout récemment Mattéi (*Gazette hebdomadaire* de 1864), chercha à invoquer des altérations dans les ganglions semi-lunaires pour expliquer la maladie d'Addison. Jusqu'à présent il est impossible de se rattacher à cette opinion. J'aime mieux, comme je l'ai dit tout à l'heure, admettre avec M. Gubler une modification du sang que je puis voir et saisir, que de me perdre dans des hypothèses.

4° *Cachexie alcoolique.* L'abus des alcooliques conduit fréquemment à la cachexie, au marasme alcoolique comme on dit vulgairement. De récents travaux, accomplis par Duroy, Lallemend, Perrin, Hepp et Bæcker, nous montrent comment ce poison poursuit son œuvre de destruction dans l'économie : l'alcool ayant une grande affinité pour l'oxygène, l'enlève au sang pour le comburer : d'où une asphyxie relative, une artérialisation du sang incomplète. Les globules rouges du sang diminuent en nombre, le sang artériel reste noir, celui des veines offre un caillot moins épais qu'à l'état normal. Bæcker a clairement démontré ces faits par des analyses chimiques et des observations microscopiques des plus consciencieuses. Une autre modification du sang a été mise en lumière par Huss, de Stockholm; cet auteur a, en effet, démontré que le sang des ivrognes devient gras ; par des abus habituels, cette altération, d'abord passagère, devient permanente.

On trouve alors dans le sang tiré de la veine ou examiné après la mort, une grande quantité de granulations moléculaires dont le microscope révèle la nature graisseuse. Le sérum dans ces conditions offre, au rapport de Huss, un aspect laiteux et le sang prend une teinte blanchâtre. Avec de semblables lésions du liquide nourricier, qui arrivent même dans l'alcoolisme aigu, mais seulement d'une manière intermittente, on n'a pas de peine à comprendre, dans l'alcoolisme chronique, les diverses lésions qui envahissent successivement les différents organes.

Claude Bernard a de plus démontré que, chez l'ivrogne, l'abus des boissons spiritueuses ne produit pas seulement la viciation du sang d'une manière directe, mais encore d'une façon détournée, par l'action stupéfiante, si je puis me servir de cette expression, que les liqueurs fortes exercent sur la muqueuse gastro-intestinale, d'où une alimentation incomplète et un certain degré d'autophagie qui contribuera, bientôt à son tour, à l'altération du sang et à l'établissement de la cachexie.

5° *Cachexie putride ou infectieuse.* J'ai démontré expérimentatement avec M. le professeur Coze la raison à laquelle tient la cachexie putride. L'examen microscopique a toujours été fait avec un soin tout particulier. Le nombre de nos expériences s'élève aujourd'hui à cent vingt; elles ont été faites tant sur des chiens que sur des lapins, dans le courant de l'hiver et de l'été dernier. L'absorption des matières putrides, par quelque voie que ce soit, produit des altérations particulières du sang. Je vais, à cause de l'importance du sujet les passer en revue.

α. Examen du sang pendant la vie; vingt-quatre heures déjà après les injections, la température ayant augmenté, on signale les modifications suivantes:

1° Les globules rouges commencent à devenir diffluents et s'écoulent comme une masse boueuse à travers le champ du microscope; un grand nombre d'entre eux sont déchiquetés en roues de moulin et présentent des prolongements quelquefois très-considérables; leur couleur est foncée, l'addition d'eau modifie peu leur déformation.

2° Dans le sang pris sur le vivant, on voit apparaître, au milieu des globules, des vibrioniens dont la grandeur varie. Le nombre de ces derniers est en rapport avec la gravité de l'infection. Ils apparaissent en général du deuxième au troisième jour, l'addition d'eau surtout les dégage des masses coagulables qui les enveloppent.

3° Le sang, qui est profondément modifié, contient des formes cristallines peu définies, dans lesquelles on rencontre quelquefois des aiguilles de créatine. Nous n'avons pu jusqu'à présent trouver d'une manière certaine la composition chimique de ces cristaux. Le nombre de ces cristaux augmente dans les dernières périodes de la cachexie.

4° La leucocytémie infectieuse a été constatée à plusieurs reprises et surtout dans les empoisonnements lents; il est à remarquer que la quantité des éléments blancs paraît être en raison inverse de celles des vibrions.

5° La couleur du sang varie très-rapidement vers le moment de la mort. La coloration foncée du sang est un indice de fin prochaine. Plus le sang est foncé, plus il y a de cristaux.

β. Examen du sang après la mort.

Les altérations signalées pendant la vie se rencontrent dans le sang à l'autopsie et dans des proportions plus fortes. Nous avons eu, relativement aux vibrioniens du sang, l'occasion de voir si le sang du fœtus en contient; cette recherche suggérée par le travail de Brauel qui n'a rien trouvé dans le sang du fœtus des juments, nous met en contradiction avec ce savant; nous avons très-manifestement rencontré dans le sang de fœtus de lapins, des vibrions avec tous leurs caractères. Nous avons eu l'occasion, dans cette recherche, de voir la genèse des globules rouges du sang: un globule coloré déjà se trouve dans une cellule hyaline qui se rompt.

γ. Analyse faite du sang par M. Schlagdenhauffen, professeur à l'École supérieure de pharmacie de Strasbourg:

Quantité de sang examiné	320,00
Eau	270,00
Albumine	21,00
Sels inorganiques	0,62

Sucre	0,18
Urée	0,03
Matières extractives	1,45

Principes contenus dans les cendres des sels inorganiques :

Potasse et soude . . .	41,00
Acide phosphorique . .	8,00
» snlfurique	0,80
» chlorhydrique . .	32,00

Cette analyse nous montre dans le sang une augmentatiou notable dans la proportion du sucre; la réaction par la liqueur de Bareswil s'est faite avec une netteté qui n'est pas ordinaire. Ce premier fait semble démontrer une diminution dans l'oxygénation du sang et la combustion intra-organique.

L'urée qui, à l'état normal, chez le lapin est de 0,02 p. 100 devrait être présentée par le chiffre 0,06. Le chiffre de 0,03 indique une diminution de moitié dans la production de l'urée, c'est-à-dire un arrêt dans les transmutations et les oxydations des éléments protéiques.

Enfin, nous remarquons une augmentation dans le chiffre des matières dites *extractives.* Si la quantité de sang livrée à l'analyse avait pu être suffisante, les mots «matières extractives» se seraient traduits par ceux de leucine, tyrosine, créatine, éléments de décomposition intermédiaires (extrait de mon mémoire fait avec M. Coze, *Sur les fermentations internes*).

6° *Cachexies scorbutiques.* Le scorbut dépend évidemment d'une profonde altération du sang, d'une cachexie par agénésie très-probablement. De prime abord, on pourrait croire que l'état d'anémie qui le distingue se produit à la suite des nombreuses hémorrhagies qui se présentent dans son décours, mais les phénomènes d'anémie existent déjà avant toute apparition d'hémorrhagies, et les analyses chimiques du sang révèlent bien antérieurement de fortes modifications dans ce liquide. Le sang cesse d'être coagulable, il présente les caractères de dissolution. Les globules diminuent et, d'après Owen Ress, changent de former en se rappetissant.

Dans le purpura, les modifications du sang ressemblent beaucoup à celles du scorbut, à en juger par l'extrait des analyses de Vogel, rapporté par Jaccoud dans son article *Sur l'albuminurie*, p. 543 : «Le sang a perdu la faculté de se coaguler « spontanément et ne contient plus de fibrine. Les globules ont «perdu la propriété de rougir à l'air ; ils sont devenus incapa-«bles de remplir leurs fonctions dans le processus respira-« toire. Les globules sont en grande partie et totalement détruits; « leur matière colorante est dissoute dans le sérum, qui est ainsi « coloré en rouge ou en noir brun sale. La proportion des ma-« tières extractives est augmentée et leurs qualités sont modi-« fiées.» Symptomatiquement, le purpura et le scorbut peuvent être distingés en deux affections. Werloff et Lind se sont principalement occupés de cette question de diagnostic.

La plupart des modernes ont attribué l'altération du sang à l'hypérinose ou diminution de fibrine; Andral et Gavarret, Becquerel et Rodier ont, en effet, montré dans leurs analyses que la quantité de fibrine du sang peut baisser de moitié. M. Sée, dans les leçons remarquables qu'il a faites sur les anémies dans le courant de cette année, nous fournira quelques données plus précises sur les cachexies scorbutiques, en nous montrant que la diminution de la fibrine est simplement apparente. « Il est « démontré aujourd'hui, dit-il (*Gazette des hôpitaux*, n° 110, « 1865), que dans les cas de diathèse hémorrhagique ou scor-« butique, la fibrine, loin de diminuer, subit une augmentation « réelle; le sang peut même être couenneux. »

Comment concilier ces faits en apparence contradictoires? la plasmine en se dédoublant, fournit une portion concrète plus ou moins abondante, mais avant de dire que la fibrine a augmenté ou diminué en totalité, il faudrait tenir compte de la fibrine dissoute. Ce qu'on peut affirmer, c'est que la plasmine reste le plus souvent dissoute, le sang est alors incoagulable comme le sang sortant du foie ou de la rate; or la plasmine ne diminue pas dans le sang des scorbutiques.

Sous tous ces rapports chimiques et microscopiques, les qualités du sang ressemblent en tout point à celles du sang de nos animaux rendus cachectiques par des injections de liquides putrides, où la coagulation est également empêchée, probablement par le défaut d'oxygène, qui est comburé par les ferments.

Je ne sache pas qu'on ait fait des recherches dans ce sens sur les cachexies scorbutiques; moi-même je n'ai pas eu occasion de voir cette singulière dyscrasie, aussi m'est-il de toute impossibilité d'élucider la question pathogénique; je me contenterai donc d'établir la ressemblance frappante qu'il y a entre le sang des individus atteints de cachexie scorbutique, et celui de ceux qui sont frappés d'infection putride chronique, et la similitude des conditions extérieures au milieu desquelles le scorbut, le purpura et l'infection putride, se développent le plus souvent.

Les considérations qui précèdent m'ont déterminé à placer la cachexie scorbutique immédiatement à côté de la cachexie par infection; je suis intimement convaincu que des recherches dirigées dans le sens que j'indique, éclaireront cette question si obscure encore des cachexies scorbutiques. Les preuves tirées de l'analyse microscopique et chimique du sang me justifient, d'ailleurs, d'avoir rangé le scorbut et le purpura dans les cachexies par agénésie du sang.

7° *Cachexie syphilitique.* La cachexie syphilitique est le résultat d'un empoisonnement par un virus dont nous ne connaissons que les effets, et que nous nommons *virus syphilitique*. Elle est le premier et le dernier terme de la maladie, dont le chancre induré constitue le premier signe sensible. Bien des périodes et bien des lésions peuvent marquer le décours de l'affection syphilitique; mais nous n'avons pas à les passer en revue ici. La syphilis étend ses ravages sur le tissu connectif et ses dépendances, les épithéliums, les ganglions lymphatiques et le sang. Il est même digne de remarque que, de quelque manière que se fasse l'inoculation, de quelque manière que l'on comprenne la marche du virus du point d'infection jusqu'au sang, c'est ce liquide qui se trouve frappé en tout premier lieu. A peine l'induration commence-t-elle que le sang est déjà contaminé, et se trouve sous l'impression du virus qui y a pénétré. Les expériences et les observations chimiques de Grassi ne laissent pas de doute sur ce point. L'aglobulie commence dès le premier jour de l'infection; le sang se modifie plus ou moins, suivant les cas et les conditions de terrain. Le chiffre des globules de 140 sur 1000, qui est donné comme moyenne par Becquerel et Rodier, descend, chez des malades porteurs de chancres infectants, à 125, 124, 95, 94, 90, 76, 58, 55 et même à 48 (*Gazette des hôpitaux*, n° 96, année 1845). Un fait au-dessus de toute contestation aujourd'hui, c'est donc la détérioration immédiate du sang sous l'influence de la pénétration du virus syphilitique; aussi peut-on dire que le premier phénomène de la syphilis consiste en une souffrance dans la formation des globules rouges, ou une agénésie commençante des hématies. A ce point de vue, la syphilis et l'alcoolisme se touchent.

L'impuissance du sang à nourrir l'organisme ne tarde pas à se manifester; quel que soit l'accident local qui se montre, nous y trouvons le cachet de dégradation du mal qui l'a produit. Examinons, dans n'importe quel tissu, la production syphilitique, que ce soit une gomme ou une syphilide, et nous verrons le tissu, d'abord irrité par le virus, entrer en prolifération, mais aussi immédiatement frappé d'impuissance; la luxuriation des éléments n'a pas commencé, que déjà elle se résoud en une poussière nécrobiotique. C'est cette évolution bâtarde qui nous explique les résultats que nous donne l'examen microscopique des tissus atteints de syphilis. Prenons une gomme; nous savons qu'elle est née dans le tissu connectif; au centre, on ne trouve plus d'éléments distincts, tout est détritus; au pourtour, les éléments végètent avec mollesse, et c'est à peine si l'on en voit un où déjà ne se distinguent les signes de la régression. Il en est de même dans les tissus épidermiques et au pourtour des ulcérations syphilitiques profondes ou superficielles. L'incurabilité de la cachexie syphilitique avancée m'a été démontrée, dans le courant même de cette année, par deux cas cliniques, l'un du service de M. le professeur Schützenberger, qui a fait l'objet de la thèse de M. Mathias, et l'autre du service de M. le professeur Michel. C'est pour les différentes raisons que je viens de donner, que j'ai placé la syphilis dans les cachexies par agénésie.

§ 3.

J'ai traité, dans les deux paragraphes précédents, des maladies qui, d'après ma définition, constituent strictement et les cachexies par luxuriation d'un tissu élémentaire et les cachexies par agénésie. J'en ai peut-être omis; mais, à l'aide des caractères contenus dans ma définition, il sera toujours facile de les ranger dans l'une ou l'autre classe.

Il me reste, avant de passer à l'étiologie, au diagnostic et au traitement des cachexies, à donner quelques explications sur ma manière de voir touchant quelques maladies que certains auteurs considèrent comme des cachexies. Je veux parler de l'urémie, de l'ictère noir, de la cachexie dite *exophthalmique* ou maladie de Graves, de la cachexie urique et phosphatique.

1° *Urémie.* L'urémie est-elle une cachexie? Non, car elle n'est ni le résultat d'une luxuriation de tissu, ni le produit d'une agénésie; au moins personne ne l'a démontré. Pour expliquer les divers accidents qui caractérisent l'urémie, on a successivement proposé diverses théories dont aucune n'est rigoureuse. D'après Rayer, Wilson le premier, en 1819, pensa à la rétention de l'urée; Frerichs, plus tard, songea à une décomposition de l'urée en carbonate d'ammoniaque et en eau; Hammond songea à la rétention de tous les principes de l'urine. Les physiologistes Gallois et Claude Bernard (*Physiologie*, art. *Urine*) ont expérimentatement démontré l'impossibilité de se rattacher à l'une ou à l'autre de ces théories. J'ai moi-même fait une série d'expériences avec M. le docteur Challan (thèse *Sur l'urémie;* Strasbourg 1865), qui me laissent dans le doute sur le rôle des matières extractives. Dans ces derniers temps, Claude Bernard répéta une expérience de Peipers, que je vais rapporter, et qui est peu faite pour encourager la conviction sur l'intoxication aiguë ou chronique par l'urée ou un autre principe de l'urine. En coupant les nerfs rénaux, on pervertit complétement les phénomènes de nutrition rénale, au point qu'avec une grande rapidité le rein se décompose, et qu'une substance putride se trouve entraînée dans le courant circulatoire et détermine un empoisonnement. L'urémie serait-elle donc le plus souvent le résultat d'une paralysie spontanée des nerfs du rein et d'une intoxication putride? De nouvelles expériences sont nécessaires pour élucider toutes ces questions, et surtout de nouvelles recherches sur les globules du sang qui, que je sache du moins, n'ont jamais préoccupé personne jusqu'à ce jour. Ceux qui répéteront l'expérience de Claude Bernard, auront également à examiner le liquide de putréfaction du rein obtenu par la section des nerfs, avant de l'injecter dans les veines, comme il faudra, en tout cas, le faire pour voir si ce liquide est réellement nuisible. D'après tout ce que je viens de dire, il est aisé de voir pourquoi je n'ai pas placé l'urémie dans les cachexies.

2° *Maladie de Graves.* L'exophthalmie n'est pas une cachexie, tout le monde est à peu près d'accord aujourd'hui pour en faire une névrose. Les phénomènes intermittents qui se passent du côté de la glande thyroïde, des yeux et du cœur, me semblent bien plus tenir à une altération du système vaso-moteur, autrement dit à des modifications survenant dans les parois des vaisseaux, d'abord d'une manière intermittente, puis continue. L'anémie n'est pas rigoureusement nécessaire pour qu'il y ait exophthalmie, j'ai vu tout récemment une jeune fille atteinte de cette maladie, chez qui les symptômes de pléthore étaient manifestes. L'affection de Graves est du reste loin d'être incurable.

3° *Cachexie dite bilieuse.* Pour ce qui est de la cachexie dite *bilieuse*, il faudrait, pour justifier ce nom, démontrer l'agénésie d'un tissu. On a bien parlé d'atrophie des cellules du foie sanguin se faisant d'une manière rapide dans l'ictère grave, lente dans les ictères par stase biliaire permanente. Frerichs, dans son livre *Sur les maladies du foie*, a bien essayé de donner la démonstration de l'atrophie; mais on sait aujourd'hui que l'ictère ne peut pas tenir au foie sanguin, puisqu'il y a deux foies dont chacun est desservi par un système circulatoire spécial; on sait de plus, que l'atrophie des cellules du foie sanguin pourrait très-bien tenir à une dissolution par la bile, à la suite de rupture des radicules biliaires; enfin, personne jusqu'à présent n'a pu démontrer la pénétration de la bile en nature dans le sang, et les modifications que subit le liquide nourricier à ce contact. Les injections de Frerichs, avec de la bile décolorée, ont simplement démontré jusqu'aujourd'hui que ces injections ne sont pas fatalement mortelles. Il n'est pas question, dans le travail de Frerichs, des modifications subies par les globules sanguins, ni d'analyses chimiques. Ces deux questions auraient cependant présenté un grand intérêt, si l'on se rappelle que depuis, Sée (*Gazette des hôpitaux*, nº 53, 1865) a avancé que c'est la bile et le chlorate de soude qui dissolvent le plus rapidement les globules sanguins.

4º. *Cachexies urique et phosphatique.* Ce que j'ai dit, à l'article *diathèse urique*, peut se répéter ici pour les cachexies uriques et phosphatiques.

Il me reste à attirer l'attention sur la glycogénie dans les cachexies. Cette donnée pourra acquérir une haute importance, si l'on se rappelle que la diminution et la suppression de la matière glycogène entraînent la mort, après un temps qui ne dépasse guère trois jours.

Les expériences de Claude Bernard sur les sections des pneumo-gastriques et sur l'inanition, le démontrent. La question doit exciter, d'autant plus notre attention, qu'on peut, en agissant sur le sang, augmenter la sécrétion glycogénique (expériences Colin).

§ 4.

Diagnostic. Le diagnostic, au point de vue de la symptomatologie, est des plus simples; on ne pourrait guère confondre les cachexies avec d'autres maladies. Il n'en est pas de même du diagnostic étiologique, qui comprend l'étude des causes générales et spéciales qui ont donné lieu à la cachexie. Dans l'étude des causes immédiates, surtout pour les cachexies par luxuriation, la détermination de la lésion originelle au point de vue de l'anatomie histologique, est essentielle. Pour les cachexies par agénésie, il est surtout important de se fixer, en tout premier lieu, sur l'état du sang dans lequel réside la cause immédiate de la cachexie, de remonter ensuite aux lésions concomitantes ou consécutives, et enfin, si faire se peut, à la cause première que l'on trouve quelquefois dans les conditions extérieures.

§ 5.

Étiologie. Pour les cachexies par luxuriation, les causes peuvent être divisées en locales et générales. Pour les causes générales, nous les trouvons dans les dispositions spéciales des tissus ou diathèses et l'hérédité. Quant aux causes locales ou accidentelles, elles peuvent être très-diverses, témoin la cachexie purulente, qui peut survenir, pour les moindres petites plaies, dans certaines conditions morales, climatériques ou nosocomiales.

Les causes de cachexies par agénésie se trouvent toujours dans les condititions extérieures; ces cachexies, en effet, sont le plus souvent le résultat d'un empoisonnement minéral, végétal, miasmatique ou virulent. Il est aujourd'hui essentiel d'examiner avec soin les circumfusa, les ingesta, car nous y trouvons souvent ou presque toujours la raison d'être des empoisonnements ou des infections.

§ 6.

Traitement. Le traitement des cachexies se réduit à employer les quelques remèdes spécifiques que nous connaissons par expérience, mais dont nous ignorons l'action sur l'économie et surtout sur les éléments, à combattre les accidents prédominants et à remplir les indications vitales.

La thérapeutique prophylactique, bien étudiée et mise en rapport avec les connaissances que nous possédons sur les miasmes, les virus et les poisons, rendra d'autant plus de services qu'elle se basera davantage sur les données étiologiques acquises.

L'esprit qui nous a guidé dans la conception de ce chapitre, nous amène à conclure que, pour nous, il n'y a cachexie que dans deux cas bien définis :

1° Dans les cas où la détérioration générale de l'organisme, la déchéance de l'économie se trouvent amenées par luxuriation d'un élément histologique de l'organisme;

2° Dans les cas où cette même déchéance tient, pour une cause ou pour une autre, a une impossibilité de production d'un élément histologique.

La première catégorie des cachexies ainsi comprises renferme celles dites par prolifération excessive longtemps continuée d'un élement; la seconde, celles dites par agénésie ou non reproduction d'un élément histologique.

§ 7.

Conclusion.

Arrivé à la fin de notre tâche, n'est-il pas évident que, comprises ainsi, les diathèses et les cachexies peuvent être considérées, le plus souvent, comme les deux termes extrêmes d'une même série pathologique? La diathèse est le début, la cachexie la fin. Si cette manière de voir portait en elle quelque espérance de succès, ces deux expressions prendraient désormais un sens rigoureusement défini, dont les progrès ultérieurs de la science augmenteraient ou diminueraient l'étendue. Sous l'influence de cette direction, de nouveaux horizons s'ouvriraient, sans doute, pour la recherche des moyens thérapeutiques. Mais, avant tout, on doit demander à la physiologie les lois qui président à l'évolution des tissus de l'organisme, des expériences qui révèleront les causes sous l'influence desquelles peut se ralentir ou augmenter l'activité de cette évolution. Ces données, solidement établies, resteront-elles sans effet sur la thérapeutique? Nous ne le pensons pas. Sans doute, il serait prématuré de hasarder, dans cette voie, des hypothèses ou des idées sans bases; mais la raison ne saurait se refuser à admettre que, du jour où l'on connaîtra ces lois en physiologie normale, elles pourront s'adapter avec avantage à la physiologie pathologique.

Bibliographie.

ABEILLE, *Traité des maladies à urines albumineuses*. Paris 1863.

ANDRAL, *Essai d'hématologie*. Paris 1843.

ANDRAL et GAVARRET, *Recherches sur les modifications des proport. de quelques principes du sang*. 1840.

ADDISON et ZIMMERMANN (*Canstatt Jahresb*. 1853, p. 115).

ARÉTÉE, *De causis et signis morb. disst*. libr. I, cap. XVI, p. 46.

ARONSSOHN, *Des altérations du sang*, thèse de concours. Strasbourg 1853.

BECQUEREL et RODIER, *Chimie pathologique*. Paris 1864.

BAMBERGER, *Des discrasies*, thèse de concours. Strasbourg 1853.

BRUCKE, *Die albuminosen Substanzen des Blutes* (*Allg. Wien. mediz. Zeit*. 1859).

BORDEMANN, *Hémophylie*, thèse. Strasbourg 1851.

BOYER, *Des diathèses*, thèse d'agrégation. Paris 1847.

BROCA, *Anat. patholog. du cancer*. Paris 1852.

BORDEU, *Œuvres complètes*, t. II, p. 948.

BŒRHAAVE, *Inst. med.* (*cachochymia et cachexia*).

BUCHEIM, *Lehrbuch der Arzeneimittellehre*. Leipzig 1855-1856.

BERNARD CL., *Leçons sur les altérations pathologiques des liquides de l'organisme*.

BERNARD CL., *Leçons sur la digestion*.

BERNARD CL., *Système nerveux* (*pneumo-gastrique*).

BERNARD CL., *Leçons sur le rein et l'urine*.

BERNARD CL., *Glycogénie*.

BERNARD CL., *Des tissus vivants* (Leçons à la Sorbonne). 1865.

BELHOMME et MARTIN, *Traité de la syphilis* (art. *Sang*), p. 128.

BRIGHT, *Reports of medical cases selected*. London 1831 (cité par M. Jaccoud pour la mélanémie).

CHATELAIN, *Maladie d'Addison*, thèse. Strasbourg 1859.

COZE et FELTZ, *Des fermentations internes*, brochure. Strasbourg 1865.

CÆLIUS AURELIANUS, *De morborum acut. chronic.* lib. III, cap. VI, *de cachexia*.

CULLEN, *Éléments de médecine pratique*, t. III, p. 224. 1819.

CHAUFFARD, *Principes de pathologie générale*. Paris 1862.

CHALLAN, *Urémie*, thèse. Strasbourg 1865.

CHOMEL, *Pathologie générale*, *diathèse.*

DELAFOND, *Traité de pathologie générale comparée.*

DELIOUX DE SAVIGNAC, *Principes de la doctrine.* Paris 1861. Art. *Diathèse et cachexie.*

DONNÉ, *Cours de microscopie.* Paris 1844.

FOLLIN, *Pathologie externe.* Art. *Syphilis.*

FORGET, *Des cachexies*, brochure. Strasbourg.

FOURNIÉ, *De l'alcoolisme. Dict. de médecine pratique de Jaccoud.*

FALK et VICTOR, *Deutsche Klinik.* 1864.

FRANK JOSEPH, *Introduction à l'étude de la médecine clinique.*

FLEURY et MONNERET, *Compendium.* Art. *Diathèse et cachexie.*

FRÉDÉRIC DUBOIS, *Pathologie générale*, t. I, p. 247.

FELTZ, *Mémoire sur la leucémie.* Strasbourg 1865.

FELTZ, *Mémoire sur les phthisies*, *anatomie et physiologie pathologiques.*

FELTZ, *Mémoire sur la phthisie des tailleurs de pierres.*

FRERICHS, *Traité des maladies du foie.* Art. *Ictère et mélanémie.*

FRERICHS, *Klinik der Leberkrankheiten.* 1860 (*Mélanémie*).

GALIEN, *De symptomatum differentiis,* cap. I, t. VII, p. 42 et suiv. Édition Kuehn.

GALIEN, *De locis affection.* 7.

GRASSI, *Gazette des hôpitaux*, 1845. *Syphilis*, n° 96.

GRISOLLE, *Des diathèses*, thèse de concours. Paris 1851.

GROS et LANCEREAUX, *Des affections nerveuses et syphilitiques*, *névralgies.*

GUBLER, *Gazette hebdomadaire. Mal. d'Addison.* 1864.

HASPEL, *Maladies de l'Algérie* (*foie pigmenté*).

HIPPOCRATE, *Aph.* 5, 3, 31.

HIRTZ, *Leçons orales sur l'urémie.* Strasbourg 1865.

HIRTZ, *Leçons orales sur les phthisies.* 1865.

HIRTZ, *Traitement de l'albumin. Bulletin de thérap.* 1864.

HARDY et BÉHIER, *Traité de pathologie générale.* Paris 1858.

HARTMANN, *Handbuch der allgemeinen Pathologie.* Erlangen 1864.

JACCOUD, *Albuminurie.* Thèse de Paris 1860.

JACCOUD, *Scorbut.* Traduction de Graves.

JACCOUD, *De l'humorisme ancien et moderne.* Thèse de concours. 1863.

KÜSS, *De la vascularisation et de l'inflammation.* Strasbourg 1842.

KŒBERLÉ, *Gazette médicale de Strasbourg.* Obs. de M. Schützenberger. 1859.

LASSÈGUE, *De l'alcoolisme chronique*. Archives. 1860.
LALLEMAND, PERRIN, DUROY, *Du rôle de l'alcool*. 1860.
LEBERT, *Gazette médicale de Paris* 1852.
LEVALD, *Abhandlung der Sch.-Gesell. für Vater L. Kultur*. 1861.
LEYDEN, *Beiträge zur Pathologie des Icterus*. Berlin 1866.
LOMBARD, thèse de Strasbourg 1853.
MAGNUS HUSS, *Kronische Alcools Krankheit*. Stockholm 1852.
MATHIAS, *Syphilis tertiaire*. Thèse de Strasbourg 1865.
MECKEL, *Deutsche Klinik*. 1850 (*sur la mélanémie*).
MEYER, *De sanguine oxydo-carbonico infecto*. 1858.
MICHEL, *Mémoire sur les applications du microscope* (couronné en 1856).
MOLESCHOTT, *Wiener medic. Wochenschrift*. 1854.
MONNERET, *Pathologie générale*. Art. *Anémie*.
MONNERET, *Causes occasionnelles*, thèse de concours. Paris 1838.
MOREL, *Traité d'histologie normale et pathologique*.
NONAT, *Diathèses*, thèse de concours. Paris 1838.
NYSTEN, *Dictionnaire de médecine*, *cachexie et diathèse*.
OLIVIER, *Essai sur les albuminuries toxiques*, thèse. Paris 1863.
OLIVIER, *Albuminurie saturnine* (*Archives 1863*).
OVERBUCK, *Merkur und Syphilis*. Berlin 1861.
OWEN RESS, cité dans le mémoire de M. Michel *sur le microscope*.
RACLE, *De l'alcoolisme*, thèse. Paris 1860.
REQUIN, *De la spécificité dans les maladies*, thèse de concours. Paris 185
ROCHE, *Pathologie méd. chirurg.*, t. I, nouvelle édition.
RŒSCH, *Leucémie*. Thèse de Strasbourg 1865.
RAYER, *Traité des maladies du rein*.
REMAK, *Deutsche Klinik*. 1854. *Gaz. méd. de Paris* 1855, p. 280.
REIGE-DELORME, *Dictionnaire en XXX volumes*, art. *cachexie*.
ROLLET, *Histoire naturelle de la syphilis*.
PARISET et VILLENEUVE, *Dictionnaire des sciences médicales*, t. IX, p. 24
PIORRY, *Pathologie*, t. I, § 1188
PICARD, *De l'urée dans le sang*. Strasbourg 1856.
SÉDILLOT, *Traité de la pyohémie*. 1850.
SCHMIDT CARL, *Analyses du sang* rapportées dans la *Gazette des hôpitau* art. *Sang de Sée*, n° 52 et suiv.
SCHÜTZENBERGER, *Gazette médicale de Strasbourg* 1850 (*sur les embolies*).
SCHÜTZENBERGER, *Leçons orales sur le rhumatisme*. 1864.

SCHÜTZENBERGER PAUL, *Chimie médicale*. 1862.

SCHMIDT, W., *Filtration von Eiweiss Kochsalz etc. Poggendorff's Annalen)*. 1861.

SÉE, *Leçons sur les anémies. Gazette des hôpitaux*. 1865, *loc. cit.*

TOURDES, *Empoisonnement par le sulfate de fer*, *Gazette médicale*. 1859.

THOLOZAN, *Des métastases*, Thèse de concours. Paris 1857.

VIRCHOW, *Pathologie cellulaire. Dyscrasies.*

VIRCHOW, *Handbuch der Pathologie*. Art. *Dyspepsie.*

VIRCHOW, *Gazette hebdomadaire*. 1854.

VOIT, *Physiolog. chemisch. Untersuchung*. Augsbourg 1857.

VIERORDT, *Archiv für physiolog. Heilkunde*. 1852.

WIEGER, *Urémie. Gazette médicale de Strasbourg* 1854.

WÜRTZ, *Urée dans le chyle et la lymphe* (*Acad. des sciences*). 1859.

WOILLEZ, *Dictionnaire de diagnostic*. Art. *cachexie*, *diathèse*.

WUNDERLICH, *Arch. der Heilk.* 1863.

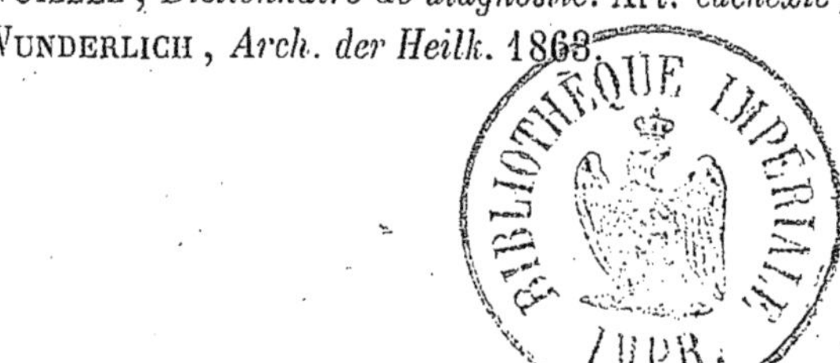

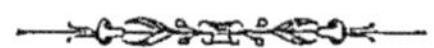

92

www.ingramcontent.com/pod-product-compliance
Ingram Content Group UK Ltd.
Pitfield, Milton Keynes, MK11 3LW, UK
UKHW020207200726
13856UKWH00003B/1239

9 782013 546614